筋力低下が老化を加速！

# 60歳からの筋力づくり 体にホントにいいのはどっち？

医学博士・南越谷健身会クリニック院長
周東 寛
Hiroshi Shuto

コスモ21

カバーデザイン◆中村　聡
本文イラスト◆和田慧子

# はじめに

平成27年の厚生労働省の統計では、日本人の平均寿命は、男性が80・79歳、女性は87・05歳。もはや「人生80年、90年は当たり前」という時代になりました。しかし、健康あってこその長寿です。

ところが、多くの人が自分の健康について考えはじめるのは、体の衰えが気になりはじめてからです。

「最近、疲れがとれない」
「つまずきやすくなった」
「小さい文字が読みづらくなった」
「階段の上り下りがしんどくなった」
「肩が思うように上がらない」

など、具体的な不調が出てはじめて、「このままでいいのだろうか?」と思うのです。

とくに、急速に筋力が衰えはじめ、周囲からもさまざまな病気や体調不良の話を耳にするようになると、自身の老化が気になりだすケースが多いようです。

もちろん、このままでいいわけがありません。

「老化で体が衰えるのは仕方ない」とあきらめる必要はないのです。体の衰えを感じるいちばんは、筋力の衰えだからです。

そんなとき、私は患者さんに、日ごろどれくらい体を動かしているか、必ずたずねることにしています。ご本人は、けっこう動かしているつもりですが、話を聞いていると、かなり少なくなっていることがわかります。そのことを正直に示しているのが筋力低下なのです。

ありがたいことに、**筋力づくりは何歳から始めても可能**です。誤解されがちなことですが、人の体の部位すべてが、加齢とともに衰える一方ではありません。年齢を重ねても向上できる身体機能もあるのです。その代表が筋力です。なぜなら、いくつになっても筋肉は鍛えることができる器官だからです。しかも、筋力づくりをすると、他の身体機能の改善にもつながっていきます。

しかも、高齢化とともに増加している認知症の予防にも筋力づくりが有効であることがわかってきています。筋力づくりによって成長ホルモンが増加するからです。

このごろは、「筋力は何歳になっても鍛えられる」ことが知られるようになってきていますが、それでも、私が日々、医療現場で多くの中高年の患者さんに接していると、「寄る年波には勝てない」とあきらめている方が多いのです。

そのいちばんの理由は、若い時代の筋肉と中高年期になってからの筋肉を同じレベルで理解していることです。

そこで本書のＰａｒｔⅠには、そうした誤解を解きながら、「ほんとうは何歳になっても筋肉にはまだまだ伸び代があるんですよ」と、医療現場で私が患者さんにお伝えしてきたことをまとめました。わかりやすくするため、**中高年の体、とくに筋肉について「ほんとうに正しいのはどっちなのか」を30の設問で、やさしく解説**しています。

続いてＰａｒｔⅡでは、**体力の衰えを感じはじめた人でも、高齢になった人でも、気軽に、そして簡単に実践できる筋力づくりの運動や体操をご紹介**します。

どれも、ご自宅で行なえるものばかりです。何の道具も準備も必要ありません。そして何より、臨床医学の現場から生まれた運動や体操ばかりなので、安心して取り組むことができます。

私が患者さんを診ながら考案したオリジナルの運動や体操41種類を紹介しています。順番に取り組んでいただいてもいいですが、「これは自分の体に合いそう!」「これは楽しそう!」「これは簡単そうだな」などと、取り組みやすそうなものから始めてみてください。

何より、本書を手にした今が筋力づくりを始める最高のタイミングです。そう、「思い立ったら吉日」です。ご一緒に、健康に恵まれた素晴らしい80歳、90歳を迎えましょう!

周東　寛

60歳からの筋力づくり　体にホントにいいのはどっち？……もくじ



Part I

# 50代を境に筋力づくりの常識は変わる！

## Part II 図解 すぐ実践できる60歳からの体にいい運動・体操

周東式オリジナル体操

# Part I

# 50代を境に筋力づくりの常識は変わる！

## ——若い時代と中高年期の筋肉はどこが違う？

## 1 中高年の筋力低下は

# 老化の影響が大きい？　運動不足の影響が大きい？

まだまだ、これぐらいはできると思って体を動かしたら、うまくいかず愕然《がくぜん》とするといった体験は、中高年になるほどよくあることでしょう。老化をしみじみと感じる瞬間ですが、年だから仕方ないとあきらめますか。日ごろ運動していなかったと反省しますか。そもそも、筋力低下は年齢の影響が大きいのか、運動不足の影響のほうが大きいのか、どちらなのでしょうか。

私たちの体は、その生命活動を維持するためにエネルギーを消費します。このエネルギー消費のことを「基礎代謝」といいます。年齢を重ねると、この基礎代謝が減っていきます。それでも、食糧が少ない時代はバランスが取れていましたが、食べ物が豊かになった現代は事情が違います。加齢による代謝の低下以上にカロリーを摂ってしまいやすいのです。

しかも、太れば体を動かすのが億劫《おっくう》になり、運動不足に陥りがちです。そこに加齢に伴う骨や関節の衰えなども加わると、ますます体を動かさなくなります。その結果、脂肪が増える一方で、筋肉量はどんどん減っていく。それでも、年齢だから仕方ないとあきらめていると、筋肉量は減っていく一方です。

一般に筋肉は、30歳代から40歳代までは、なだらかに減ります。ところが50歳代に入ると、ガクンと落ちる時期があります。このタイミングに中年太りが重なると、筋力が弱い体で重たい着ぐるみを着たような状態になります。体を動かすのが辛いので運動しないままだと、さらに筋力は低下し、体重は増えます。すると、ますます運動不足になり、さらに筋力が低下する。こんな負のサイクルができあがっていくのです。

困ったことに、このサイクルに陥ったまま60歳代を迎えると、筋力が低下しても仕方ないとあきらめてしまい、老化が一気に目立ってきます。そして、もっと深刻なのは**筋力が弱まると生命維持能力まで低下**してくることです（後で詳しくお話しします）。

診断していますと、中高年の方が「食べる量は増えていないのに太る」「生活習慣は変わらないのに太る」「気をつけていたのにお腹や下半身が太る」とおっしゃるのをよく聞きます。これは本当でしょうか？

まず、食べる量については誤解があります。食べる量そのものは変わっていなくても、ぜいたくなもの（糖質・塩分・油分・酒などがたっぷり使われたもの）を食べていると、摂取カロリー量は増えています。たとえ摂取カロリーが増えていなくても、運動量が減って消費カロリーが減ると、体内に残るカロリーが増えて脂肪として蓄積されます。

たとえば、歩く距離が減っていたり、歩く速度が遅くなっていたりして、筋肉を使う機会は減っています。気づいたら筋肉量がガクンと落ちていてショックを受けたという話もよく耳にします。

とくに女性の場合は、下半身に脂肪を溜めやすく燃焼されにくくなりますし、更年期を境に女性ホルモンのエストロゲンが減って満腹中枢を刺激する働きが低下します。このため、なかなか満腹感が得られなくて、ついつい食べすぎてしまいやすいのです。

ちなみに、ダイエットをすると脂肪は減りますが、筋肉も減っていきます。さらに悪いことに、その後リバウンドすると脂肪だけが再び増えて筋肉は減ったままということになりやすいのです。とくに**中高年からのダイエットは、筋肉量を減らさないように体を動かすことが何よりも大切**です。

## 2 年齢によって筋力づくりの効果は小さくなる？　変わらない？

年を重ねるにつれて、体のいろんな器官が衰えていくのは、人によって程度の差はあるにせよ、自然の法則で避けることはできないことです。筋肉も例外ではありませんから、少しくらい運動をしたところで若いころほど筋力づくりの効果は期待できないはず、と思われますか。それとも、鍛えれば年齢に関係なく筋力づくりの効果が期待できると思われますか。

90歳クラスの陸上100メートル競争で世界記録を持ち、現在もゴールドマスターズの陸上選手として活躍する守田満さんのことをご存知でしょうか？　1923年生まれの彼女は、自営業を引退した後の69歳から本格的に陸上選手として走り始めたといいます。若いころからの運動経験はなく、還暦をかなり過ぎてから始めて、この驚くべき記録を達成したのです。

100メートルを走るためにいちばん大切なのは筋力ですが、彼女は69歳からトレーニングを始めたにもかかわらず、筋力づくりに見事に成功したのです。つまり、何歳から始めても筋力づくりに遅すぎることはないということです。それなのに、「歳をとると筋力が落ちるのは仕方ない」と考える人が多いのです。

筋肉の単位断面積あたりの筋力は年齢に関係なくほぼ一致していることをご存じでしょうか。**筋力の強さは年齢ではなく、筋肉の量で決まる**のです。50歳代、60歳代になっても、30歳代と同じだけの筋肉量があれば、基本的には同じだけの筋力を発揮できるわけです。

ところが、人間の筋肉量は普通に生活していると30歳でピークを迎え、そのまま何も手を打たないと1年に約1％ずつ減っていきます。ですから、70歳を迎えたときの筋肉量は30歳のころの約3分の2になってしまいます。ただし、これは計算上の話で、実際には日々の筋肉の使い方によって、年をとるほど違ってきます。

体を動かすことは筋肉を使うことです。ですから、体をよく動かす人ほど筋肉量の低下は少なくてすみます。ところが、ますます便利になる現代社会は、私たちから体を動かすチャンスを奪うという側面をもっています。たとえば昔の人たちより、歩いたり体を動かしたりする機会が少なくなっていることはまちがいないでしょう。その流れに任せて生活していると、加齢とともに筋肉量の減少が加速していきます。それを避けるには、自ら意識して体を動かすこと、運動をすることがいちばんなのです。

**筋力が増してくると体の動きがよくなり、自然とやる気が満ち、気力も充実**してきます。自然に運動量も増えますから、筋肉を使う機会がさらに増えます。そうすると筋肉量はさらに増え、筋力もますますアップするという「若返りサイクル」ができ上がるのです。

筋肉を動かして運動すると、細胞内には**「サイクリックAMP」**という万能の活性物質が増加します。この物質には細胞を活性化する働きがあり、若返りにつながります。年をとったから筋力づくりをしても効果が薄いなどと思わないでください。たとえば60歳以上の腰痛は、筋力低下など筋肉の不調によることがもっとも多いのです。

何歳になっても、筋肉は使えば使うほど増えます。これは、体の他の器官に比べて突出した筋肉の特性です。ますます高齢化が進むなか、何歳になっても自立した毎日を生きるために、今すぐできるのが筋力づくりなのです。

## 3 加齢に伴う筋力低下は上半身から進む？　下半身から進む？

加齢による筋力低下というと、体全体の筋力が同じように低下していくイメージがあります。しかし、たとえば上半身の筋力と下半身の筋力の低下は同じペースで進むのでしょうか。

医学では、体のある組織が使われないことによって起こる異常を「廃用障害」と呼んでいます。いちばんわかりやすい例が、宇宙飛行士が地球に帰還したとき、足腰が立たなくなるという例です。無重力状態では、地球上にいるときのように重力に逆らって体を動かす必要がないため、筋肉への負荷がかからないからです。

今は、宇宙滞在中に筋肉が萎縮《いしゅく》しないよう宇宙ステーションで筋トレに励む宇宙飛行士の姿が紹介されます。しかし、初期の宇宙飛行士の場合は、宇宙船に長く滞在するほど筋肉が萎縮してしまいました。今より若い人が飛行士に選ばれていましたが、それでも元の頑丈な体に戻るまでに何年もかかったそうです。

この「廃用障害」は、無重力状態で過ごす宇宙飛行士のみならず、地上の重力の中で生活していても運動量が減ると起こります。どこにいても、筋肉は使わなければ衰えるのです。その場合、体のなかの筋肉は全体的に減少するのでしょうか、上半身が先なのでしょうか、下半身が先なのでしょうか。

じつは、体の部位によって筋力が低下する速度は異なります。使わないでいると、**いちばん早く廃用障害が起こるのが下半身の筋肉**です。とくに脚の筋肉は数週間動かさないだけで急激に落ちていきます。

「お年寄りの脚のケガは、寝たきりの原因になる」といわれるのもそのためです。脚のケガをして負担をかけないように運動量を減らすと、たちまち脚の筋肉が減少して廃用障害が起きます。筋肉が萎縮し関節も硬直して自由に動かなくなります。

それを元に戻すにはたいへんな時間がかかります。そのうちに、寝たきりになってしまうケースも多いのです。

ですから、たとえケガをしても筋肉を動かす工夫が必要です。実際、近頃は外科手術をした患者でも、安静が必要な場合を除いて、できるだけ早く自分で歩くよう指導されています。

下半身の次に筋肉が衰えやすい部位は、腹筋です。さらに、上半身全般、首、握力と続きます。お年寄りと握手をすると、全体のイメージよりは握力が強くて驚くことがあります。これは、最後に衰えが現われるのが手の筋力だからです。

全身の筋肉量の分布も平均的ではありません。全体の筋肉量の70％以上が下半身に集まっています。それなのに、下半身の筋肉がいちばん早く衰えていくため、そのままにしていると、体全体の筋肉への影響が大きく、上半身の筋肉の衰えに気づいたときは、下半身の筋肉はすでにかなり衰えていることになります。

ところが、普通に歩けていると、筋力低下にはなかなか気づきにくいのです。たまたま長時間歩いたときとか、長い階段を上り下りしたときに衰えを感じるかもしれませんが、それでも普段の生活に支障がないからと、そのままになってしまいます。

大切なのは、**できるだけ早い段階から下半身の筋力づくりに取り組むこと**です。そうすれば、筋肉全体の衰えるスピードをかなり抑えることができます。しかも、下半身がしっかりしていると、筋肉運動の効率も高くなります。

# 4 筋肉の衰えを防ぐトレーニングは年齢に合わせて変えるほうがいい？　変える必要はない？

よく来院する患者さんから、さまざまな筋力トレーニング法が紹介されているが、年齢に関係なくやってもいいものかと聞かれることがあります。

私たちの体の筋肉量は、30歳代を境に減少期に入ります。それまでは特別な運動をしなくても維持されていた筋肉が、運動をしないでいるとどんどん減少していくようになってしまいます。

何もしなくてもスリムだった人が30歳代後半になって見る影もなく太ったりするのも、筋肉量の減少が一つの原因です。体を動かさなければカロリーの消費が減るのはもちろんですが、筋肉量が減ると新陳代謝が落ちるので、ますます体内に脂肪が蓄積されやすくなるからです。

さらに50歳代以降は全身の筋肉量がガクンと減少します。そのまま60歳代になって何もしないでいると、階段をたった1段上るだけでも苦労するようになります。「中年になって太りやすくなった」「60歳代になって体の無理が利かなくなった」という話はよく聞きますが、それが筋肉量の減少によることだと気づいていない人がけっこう多いのです。

来院した患者さんに「運動をしていますか」と必ず声をかけていますが、日ごろどのくらい運動しているか気にもかけていないこともあります。「運動」といえば、若いころ体験した「スポーツ」のイメージが強いのかもしれません。

私がすすめている運動は、トレーニングウエアを着て、専用の用具などを使い、たくさん汗をかくような「スポーツ」のことではありません。中高年期の筋肉を維持するためには、誰にでも気軽にできる運動で十分なのです。

わかりやすくいえば、畳1、2帖のわずかなスペースでできる軽い運動でも中高年期の筋肉量を増やすことができますし、骨量を増やすこともできます。

そのことがわからないまま、若いころのイメージで激しく体を動かすのは、中高年者にとってはかなりリスクを伴います。老化で体がある程度弱くなっていくことは避けられませんし、とくに弱くなっているところに負荷がかかると、障害が起こる危険性が高くなるからです。

いったんケガをしたり故障したりすると、60歳代を過ぎたあたりから回復にかかる時間が長くなっていきます。その間は体を動かすことが少なくなるため、筋肉量がガクンと落ちるきっかけになります。健康によかれと思って始めた運動で、かえって筋肉量を減らしてしまうことになることもあるのです。

中高年期に筋力を維持するには、ケガのリスクが少ない**「軽くて楽にできる運動」**がいちばん適しています。そんな軽い運動だけで筋肉を鍛えられるのだろうかと心配する方もいますが、その分、できるだけ回数を増やせばいいのです。そのほうが、老化による体のさまざまなリスクを避けながら筋肉量の減少を防ぐのに適しています。

つまり、中高年期の筋力づくりでは**「軽い運動を小刻みに何度も行なう」**ことが基本です。これなら百歳まで歩ける筋力づくりもできます。

このことを患者さんにお話しすると、すぐ始められる方も多いのですが、意外に難しいのが毎日継続することです。何日か続けてみたが面倒になってきて、思い出したときだけということになりやすいのです。とくに50歳代に筋肉量がガクンと落ち60歳代になると、毎日「する」か「しない」かの違いは大きな差になっていきます。

## 5 自律神経と体を動かすことには
## 深い関係がある？ たいして関係ない？

自律神経失調症といえば、過度のストレスが関係していると考えられますが、筋肉を使って体を動かすことで、自律神経のバランスを整えることはできるのでしょうか。

自律神経は交感神経と副交感神経からなりますが、活動しているとき、緊張しているとき、ストレスを感じているときなどに優位に働くのが交感神経です。運動をすると心拍数が上がり、汗をかいて放熱するのも交感神経の働きです。ですから、交感神経が優位に働くのは主に昼間の活動時間帯です。

運動終了後、疲れた体を修復するのは副交感神経の働きです。睡眠中のほか、食事中や入浴時、リラックスしているときに優位に働いて新陳代謝を活性化し、疲労の回復やケガの修復、栄養の吸収や老廃物の排出などを促します。

こうして正反対の働きをする**交感神経と副交感神経がバランスよく作用することで、体は順調に機能し、健康状態は安定**します。簡単にいえば、朝から元気で活動でき、夜はしっかり熟睡できます。
私は30年前から、ホルモンの分泌と免疫の働きを安定させることと、この自律神経のバランスを整えることが健康の三大原則であると唱えてきました。それには、昼間によく体を動かして交感神経が優位な状態にすることが大切です。そうすると、夜は副交感神経への切り替えがスムーズになり、自律神経のバランスがとてもよくなります。肉体的な疲労と神経的な疲労のバランスがよいと、夜の睡眠も深くなります。

中高年になると、「ぐっすり眠れない」「睡眠時間が短くなってしまった」など睡眠の悩みを訴える人が多くなります。それは、昼間、筋肉を使って運動することが減っていることも関係しています。**昼間、筋肉をあまり使わないと交感神経が十分に働かないため、夜になっても交感神経優位の状態が続いてしまって、眠りに入りにくくなるのです。**

それだけではありません。筋肉を使って体を動かし、さまざまな活動をすると精神的な充足を得ることもできます。歩いて出かけ人と会って会話をするとか、自然の中を散歩して美しい景色を眺めるとか、仲間といっしょに歌を歌うとか、何をするかは人それぞれでしょうが、体を動かして活動することで得られる精神的な充足感は、夜の睡眠も促してくれます。

このように筋肉を使って運動することにより、交感神経と副交感神経の切り替えがスムーズになります。自律神経が安定し健康状態がよくなると、さらに体を積極的に動かせるので、さらに自律神経のバランスがよくなります。**自律神経と筋肉運動には密接な関係がある**のです。

反対に筋肉を使う運動が減ると、自律神経のバランスが悪くなります。たとえば、加齢とともに「めまい」「立ちくらみ」「疲れやすい」「だるい」といった訴えが増えてきますが、それは筋力が低下するままにして筋肉を使うことが少なくなり、交感神経と副交感神経の切り替えが悪くなるため現われる症状なのです。

運動をするとき自律神経のバランスを整えるのに効果的なのは、**運動のあと必ずリラックスできるゆるやかな運動やストレッチを組み合わせる**ことです。あるいは、**運動後にぬるめのお風呂にゆったり入浴する**ことも効果的です。それによって、交感神経優位の状態から副交感神経への切り替えがスムーズになります。

# 6 腹部にある筋肉は歩くときにも使う？ 歩く動作とは関係ない？

腹筋が衰えると歩く姿勢が悪くなり歩きづらくなるといわれますが、そもそも腹部にある筋肉は、それほど歩くときの動作と関係しているのでしょうか。

筋肉は、大きく「見える筋肉」と「見えない筋肉」の二種類に分かれます。見える、見えないというのは視覚的なことだけでなく、使っているときにその筋肉の存在を実感できるのが「見える筋肉」で、意識してもその存在をなかなか実感しにくいのが「見えない筋肉」です。

たとえば、ふくらはぎに力を入れたときピンと張る筋肉や、長い階段を上がるときだるくなる太ももの前面の筋肉などは「見える筋肉」（アウターマッスル）です。一方、「見えない筋肉」（インナーマッスル）の代表格が体幹筋です。

体の中心部（体幹）には、胸郭《きょうかく》と腹腔《ふくくう》という二つの空間があります。

胸郭は肋骨と背骨に囲まれていて、その中には心臓や肺が収まっています。

腹腔は胸郭と違い、骨では囲まれていません。しかしその中には、胃、小腸、大腸などの消化管のほかに肝臓、膵臓、脾臓、腎臓など多くの臓器が収められています。この腹腔部分を骨の代わりに守っている筋肉群は一般に腹筋と総称され、その代表的な筋肉が腹直筋《ふくちょくきん》と腹斜筋《ふくしゃきん》と腹横筋《ふくおうきん》です。

このうち腹直筋と腹斜筋は「見える筋肉」で、腹横筋は「見えない筋肉」です。

腹直筋はお腹の中央を縦に走っていて、力を入れると割れて見えます。体を前に曲げるときに使います。

腹斜筋はお腹を斜めに走っていて、体を横に倒したり、ひねったりするとき使う筋肉です。

一方、腹横筋は体の奥にある体幹筋です。骨に囲まれていない腹腔をコルセットのように囲って、内部の内臓を守っています。背骨を守り、お腹のまわりを引き締めることで上半身を支え、姿勢が崩れるのを防ぐ役割もしています。

この腹横筋も含めて体幹筋は、上部にある横隔膜から下部にある骨盤底筋群まで多種多様な筋肉で構成されています。体の奥深くで離れた骨同士を結ぶ筋肉もあり、かなり複雑に入り組んでいます。

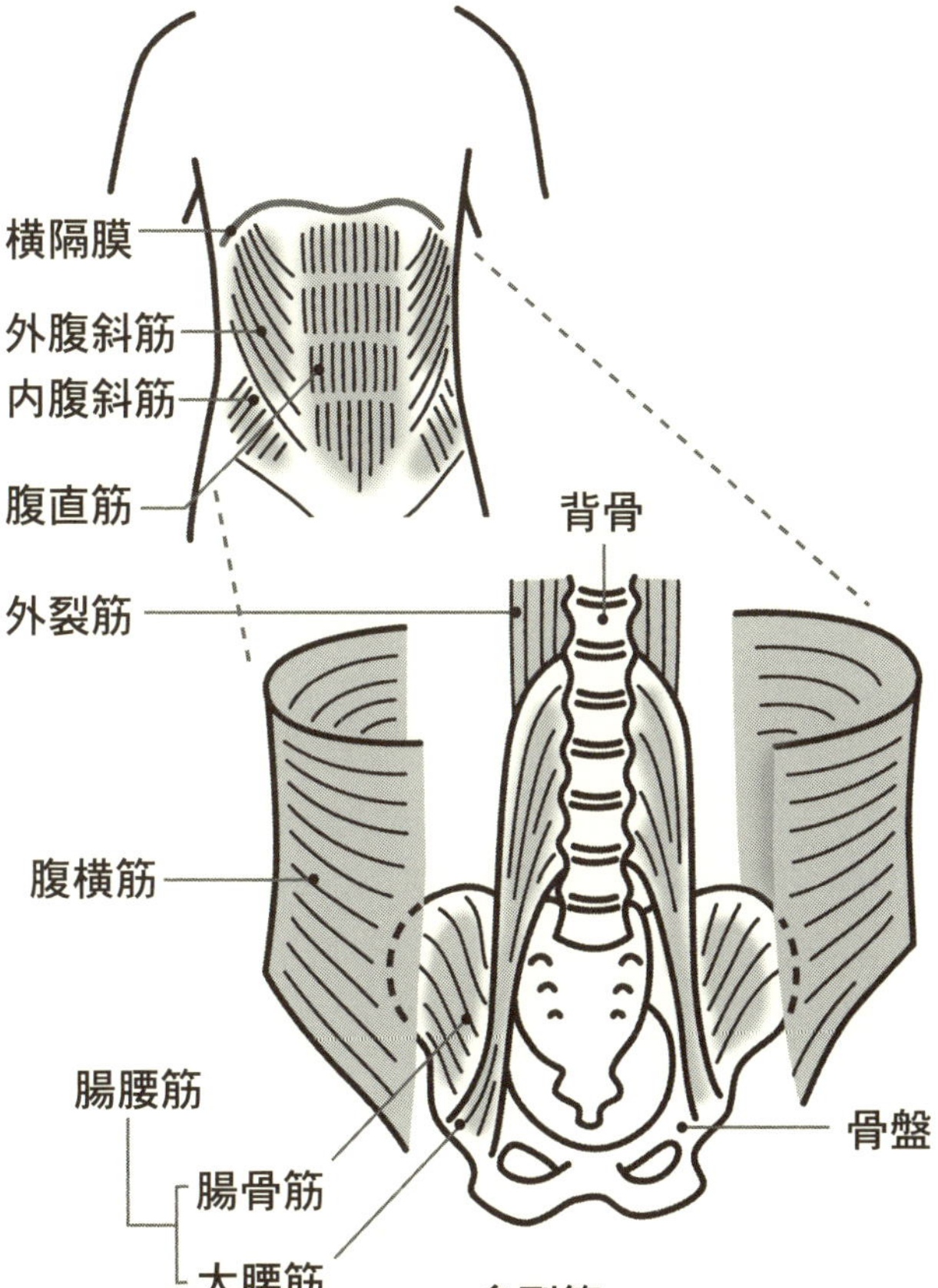
横隔膜
外腹斜筋
内腹斜筋
腹直筋
背骨
外裂筋
腹横筋
腸腰筋
腸骨筋
大腰筋
骨盤

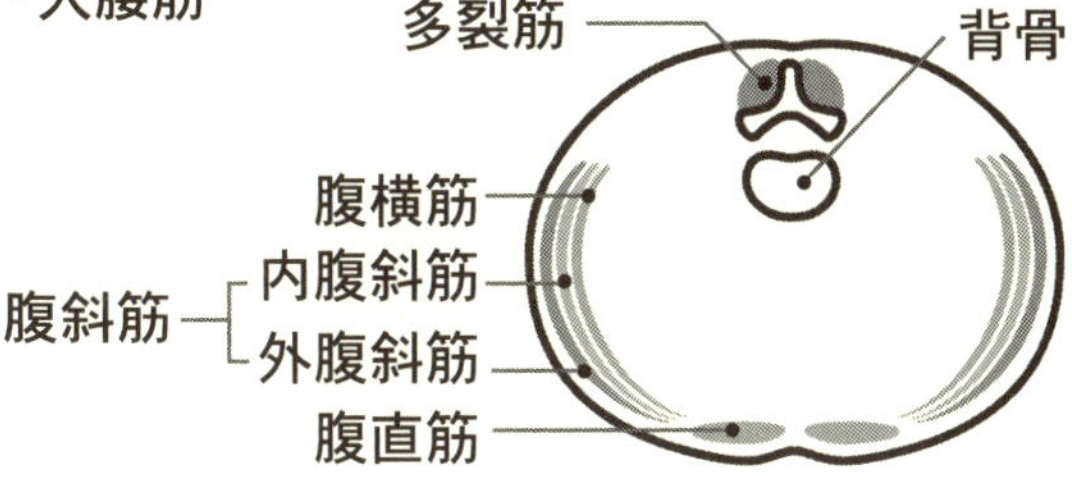
多裂筋
背骨
腹横筋
腹斜筋
内腹斜筋
外腹斜筋
腹直筋

このような体幹筋が衰えると、背骨や骨盤をしっかり支えていることができなくなり、姿勢が崩れてきます。とくに高齢期における姿勢の崩れは「つまずく、転ぶ」の直接の原因になります。

腹腔の後ろにある腸腰筋《ちょうようきん》も体幹筋の一つで、大腰筋《だいようきん》と腸骨筋《ちょうこつきん》から構成されています。やはり背骨を支えて姿勢を維持する働きをしていますが、脚を前に出すのを助ける、体を前に倒すといった働きもします。

大腰筋は背骨と骨盤をつなぐ筋肉で、衰えると骨盤がゆがむ原因にもなります。腸骨筋は背骨と大腿骨《だいたいこつ》をつなぐ筋肉です。腸腰筋は大腿の後ろ側にある筋肉（ハムストリングス）のうちの主要な筋肉で、脚を動かすうえでも非常に重要な役割を果たしています。

**体幹筋は腹部の奥にあるので、一見、脚とは無関係に見えますが、じつは歩くときはもちろん、立っているときや座っているときにも活躍する筋肉**です。まさしく、さまざまな運動の基盤となる筋肉なのです。

# 7 「体が痛い！」と感じるのは筋力低下と関係している？　関係はない？

体の痛みは、体のどこかに障害が起こっていることを知らせる信号です。治療は、その痛みを和らげることが求められ、鎮痛剤が処方されることもありますが、何より原因を解明することが重要です。その一つとして、筋力低下が痛みの原因になることはあり得るでしょうか。

**60歳以上の人の腰痛は、筋肉の不調によるものがもっとも多い**のです。

腰の深い部分にある腸腰筋は、背骨を支えて腰を守る「筋肉コルセット」の働きをしています。この腸腰筋を形成している大腰筋や腸骨筋の筋力が低下すると、腰を守る筋肉コルセットの効力が低下するため、腰痛が起こりやすくなるのです。

腰にかぎらず、私たちの骨格を形成する200数個の骨が関節で接合しています。この関節部分は軟骨や筋肉、腱《けん》、靱帯《じんたい》などで構成されていますが、そのうちどれか一つでも弱くなると、関節に無理が生じ、変形して炎症や痛みが生じます。これが「変形性関節症」という関節疾患で、40歳から70歳くらいまでの女性を中心に中高年になるほど多く発症します。とくに年をとってひざの痛みを訴える場合、そのほとんどがこの「変形性関節症」です。

私の臨床体験では、とくに**関節周辺の筋肉量の減少が大きく影響している**ことが多いのです。しかも、いったん痛みが生じると体を動かすのを避けるようになり、体を動かさなくなります。こうなると、ますます筋肉量の減少が進み、関節への負担が大きくなって炎症や痛みが増す。それで体を動かさなくなり、さらに筋肉量が減少するという悪循環に陥っていきます。

ですから、すでに炎症や痛みがある場合はまずそれを取り除く治療が必要ですが、それだけでは根本から治癒することはできません。そのときの**体に負担がかからない範囲を見定めて、腰やひざの筋肉量を増やす運動を少しずつ組み合わせていくことが必要**なのです。もっといいのは、そのような痛みを抱える前から腰やひざなど関節周辺の筋肉の衰えを防ぐ運動をすることです。それこそが、もっとも効果的な対策です。

### 〈コラム〉サルコペニアを防ぐには運動がいちばん

サルコペニアとは、筋肉量の減少や、それに伴って歩くのが困難になるなど日常生活に支障が出るような身体機能の低下をいいます。主に高齢者にみられます。そのままにしておくと、転倒・骨折する危険もあり、寝たきり生活の引き金にもなりかねません。

サルコペニアの主な原因は加齢ですが、過度のダイエットや極度の運動不足なども原因となります。筋肉の衰えも加齢現象だからしかたないとあきらめていませんか。サルコペニアを防ぐいちばん手っ取り早い方法は、体を動かして筋力づくりに取り組むことです。

人間も動物の仲間ですから、動く生き物です。体を動かすことこそ生きる基本なのです。

## 8 成長ホルモンは中高年になっても運動すると分泌が高まる？　変わらず低下し続ける？

成長ホルモンは脳下垂体前葉から分泌され、成長を促すホルモンですが、代謝をコントロールする作用もあります。普通は、成長期が終わった20代半ばから分泌量が減少し、30代から40代では思春期の50％、60代では思春期の30％ほどの量になるといわれています。

中高年になったら、もはや成長ホルモンは必要ないと思われがちですが、そんなことはありません。分泌量が減っても、成長ホルモンには代謝をコントロールし、傷ついた骨格筋などの細胞を修復して若さを維持する作用があるからです。

このホルモンは、老化を防ぐためにも必要です。中高年になるほど傷つきやすく衰えが目立ってくる筋肉を修復して、その低下を防ぐ働きをもっているからです。

もう一つ、骨格筋の成長や維持に深く関係しているホルモンがあります。それは、テストステロンというホルモンで男性ホルモンの一種です。小児期には骨格筋の成長を促し、成人になってからはそれを維持する働きをします。

筋肉は、おおまかには骨格筋と平滑筋、心筋という3種類に分類されます。そのうち骨格筋は自分の意志で動かせる随意筋で、内臓のまわりに巡らされた平滑筋や、心臓を動かすための心筋は自分の意志とは関係なく働き続ける不随意筋です。

ホルモンのなかでも成長ホルモンやテストステロンは、自分で動かせる随意筋との関係が深く、骨格筋を動かすとその修復のために分泌されます。それによって筋力が増強され、もっと体を動かしやすくなります。すると、これらのホルモン分泌がさらに活性化し、筋力がアップするという好循環が生まれます。

ちなみに、**成長ホルモンの分泌を活性化するには、筋肉に軽い疲れや痛みを感じるくらいの軽い運動をするだけでよい**こともわかっています。

反対に、運動量が減少すると、成長ホルモンなどの分泌も低下し、筋力低下が進みます。それでも、「そのうちしっかり運動しよう」と思いつつ、ずるずる何もせずに日を重ねていると、

**「運動量の減少→筋肉量&成長ホルモンの減少→老化を加速→運動量の減少……」**

という負のサイクルにはまり込んでしまいます。

つまり、運動量の減少による筋力低下にはホルモンの減少という要素も関係しているのです。

ここまで読まれて、筋肉を使って運動することは大切だと気づかれたでしょうか。これからは毎日運動しようと思われたでしょうか。ところが、実際に日々運動を続けることは意外に難しいものです。頭でわかっていることと、実際に体を動かすことはイコールではないからです。

不随意筋は自分の意識と関係なく動いていますから、いくら意識しても仕方ありませんが、骨格筋は私たちの意識しだいで動かせる筋肉です。**中高年になっても意識して動かせば成長ホルモンの分泌を促すこともできます。**

ですから、日ごろから「体を動かそう」とはっきり意識することが大事です。それこそが決定的な差になります。

# 9 筋力づくりと内臓の働きは密接に関係している？　それほど関係ない？

体を動かすと内臓の働きがよくなりますが、それは、筋力づくりをすることで内臓の働きがよくなることを示しているのでしょうか。

人間の体は骨と筋肉が支えています。心臓や肺などの臓器の周囲は肋骨《ろっこつ》が囲んでいますが、肋骨と骨盤の間には内臓を囲む骨はありません。代わりに、臓器を囲み背骨や神経を守るコルセットの働きをしているのが腹筋です。また、骨盤前の小腹のあたりには腹腔筋がありますが、これらの筋肉がまさしく「筋肉コルセット」として内臓が体の下へ下がらないよう押し上げているのです。

ところが、こうした筋肉が衰えると内臓が下がるため起こってくるのが内臓機能の低下、便秘、うっ血や血流悪化といった症状です。ですから、これを根本的に改善するには、とくにコルセットの働きをする筋肉を鍛えて内臓を押し上げる必要があるのです。

お腹まわりの筋肉が衰える原因の一つは、猫背です。頭を支える背骨はゆるい弓状になっていますが、それによって体の振動が直接脳に伝わらないようになっています。この背骨を支え、体の動きをスムーズにしているのが筋肉です。ところが、姿勢が崩れると、そのほうが楽になり、背中を丸めたまま座ったり、歩いたりすることが増えていきます。

そのままにしていると、筋肉を使わない分、筋肉の衰えが進み、猫背もひどくなっていきます。ますます筋肉が衰え、猫背の姿勢が固定してしまいます。

**猫背になり、とくにお腹まわりの筋肉が衰えると、内臓脂肪が溜まりやすくなります。**こうなると内臓機能が低下し、さまざまな疾患の原因にもなります。私は、心臓の周囲に溜まった脂肪（脂肪パット）が、心臓の拡張障害の原因になっていることをMRIやCTスキャンの画像で発見しました。

猫背は姿勢が悪くなるだけでなく、ぽっこりお腹にもつながります。また、猫背で前屈みになると腹部や呼吸器が圧迫されます。たとえば、胃が圧迫されて上に押し上げられ、食道側に飛び出してしまったのが食道裂孔《れっこう》ヘルニアです。これによって胃酸が食道に逆流してくる逆流性食道炎を併発することも多く、日本人の1割近くに認められるといわれます。一方、胃が圧迫されて下に押し下げられると胃下垂になります。胃下垂に伴って小腸、大腸も押し下げられて起こるのが、一般に脱腸とも呼ばれる鼠《そ》蹊《けい》ヘルニアです。その原因の一つが、猫背で胃が圧迫されることです。

ですから、こうしたことを防ぐには姿勢をよくしなければなりませんし、それには、お腹まわりの筋肉を鍛えること、さらに全身の筋肉を鍛えて体全体のバランスを整えることが必要です。

筋肉には随意筋と不随意筋があるとお話ししましたが、内臓を動かしているのは不随意筋であり、それを操作しているのは自律神経です。ですから、自律神経のバランスが崩れると、内臓機能も不安定になります。

残念ながら私たちの意志で不随意筋を動かすことはできませんが、先述したように運動をして随意筋である骨格筋を動かすと、自律神経の働きもよくなります。自律神経の働きがよくなると、内臓を動かしている不随意筋の動きもよくなります。

体を動かすと内臓の動きがよくなるという体験をされたことがあると思います。それは「**筋肉を使う→自律神経のバランスが整う→内臓を動かしている不随意筋の働きがよくなる**」からです。

## 10 筋力づくりで内臓脂肪は かなり取れる？ 大して取れない？

前項で内臓脂肪の弊害についてお話ししましたが、この内臓脂肪は筋力づくりでどれくらい取ることが可能なのでしょうか。

内臓脂肪は、皮膚のすぐ下につく皮下脂肪と違い、内臓の周囲につく脂肪で、放置すると内臓の機能にも悪影響を及ぼします。

心臓を動かしているのは横紋筋《おうもんきん》という筋肉（心筋）ですが、内臓や血管に張り巡らされているのは平滑筋《へいかつきん》といわれる筋肉です。これらは不随意筋で、自分の意志で直接動かせませんが、随意筋である骨格筋を動かすことで自律神経を通して連動させて動かすことができます。つまり、骨格筋を動かすことで内臓の筋肉を鍛えることができるのです。

ところが内臓脂肪が多すぎると、この骨格筋と内臓筋肉の連動が悪くなります。もし運動している割に内臓の機能がよくならないとしたら、内臓脂肪が厚くつきすぎて、骨格筋と内臓筋肉がうまく連動していないからかもしれません。

内臓脂肪がどの臓器で増えているかによって、現われる症状は違ってきます。心臓周囲の脂肪は心臓の運動を制限するため、全身に血液を送り出す働きが低下する原因になりますし、頻脈《ひんみゃく》や不整脈などの障害も現われます。

内臓脂肪によって血管と腎臓が離れると、腎臓へ栄養が届かなくなり、腎臓が萎縮してしまう危険性が出てきます。これについては、この後の「12」で詳しくお話しします。

内臓脂肪が肝臓で増えすぎると「脂肪肝」、膵臓《すいぞう》で増えすぎると「脂肪膵」になり、これらの臓器に負荷をかけます。

たとえば、アルコールをよく飲む人は肝臓がダメージを受け、悪化すると肝硬変になりますが、アルコールを飲まない人でも脂肪肝になり、肝硬変や肝臓がんの前段階である「NASH（ナッシュ）」という肝炎になってしまうことがあります。

これは、肝臓に内臓脂肪が過剰になったことによるものです。

内臓脂肪は皮下脂肪より溜まりやすい脂肪ですが、運動不足になるとすぐに増えてしまう脂肪でもあるので、見た目がやせ型の人でも内臓脂肪が増えていることがあります。

けっこう食べているのに、太らないタイプだからメタボは心配ないと思っている人がいますが、じつは内臓脂肪が増えてしまっていることもあるので要注意です。

筋肉運動をするだけでも内臓脂肪を減らすことはできますが、**いちばん効果的なのは、内臓脂肪を増やすような食生活をしながら筋肉運動を行なうこと**です。たとえば、アミノ酸の一種であるL-カルニチンは主に赤肉に含まれ、体内の脂肪を燃焼しエネルギーに変えてくれます。残念ながら加齢とともに減少するので、食事で補いながら筋肉運動を行なうと、さらに内臓脂肪を効果的に減らすことができます。

ただし、食生活は時間をかけて継続しなければ効果が現われてきませんが、筋肉運動はその気になれば、すぐに始めることができます。しかも、中高年になると、体に負担の少ない軽い運動でも十分効果があります。

本書のＰａｒｔⅡに、誰でも簡単にできて継続しやすい室内運動と体操を紹介しておきますので、ぜひ始めてください。

# 11 筋力づくりで肝臓の負担は かなり軽減できる？　期待できない？

肝臓は沈黙の臓器とも呼ばれるほど忍耐強い臓器です。ですから、かなり負担がかかっていても気づかないまま過ごしてしまい、障害を感じたときは症状がかなり深刻になっていることが多いのです。そんな肝臓への負担を筋力づくりで軽減することはできるでしょうか。

肝臓は、血液内のウイルスや細菌、異物などを取り除いたり、アンモニアなどを無毒化する解毒作用を行なったり、炭水化物、脂質、タンパク質をエネルギーに変えたりする役割を担っています。とくに運動時の筋肉のエネルギー源となるＡＴＰ（アデノシン三リン酸）を合成するのに必要なのが、タンパク質を構成するアミノ酸の一種であるクレアチンです。このクレアチンをつくる主要な臓器の一つが肝臓なのです。

一方、筋肉は骨格を支えたり、内臓や血管を動かしたりしていますが、肝臓に代わって糖やアミノ酸の代謝を行なうこともあります。あるいは、血中のアンモニアを肝臓に代わって分解することも行ないます。ほかにも、筋肉は肝機能の低下で起こる障害を軽くする働きをしています。

ですから、**筋肉は第二の肝臓**と呼ばれることもあります。

筋肉と肝臓が互いに助け合いながら私たちの体を支えてくれる様子を見ていますと、まるで家族を支えるために助け合って働く父親と母親のような存在であると感じます。父親と母親が互いの負担を軽減し合うことで家族がうまく機能するように、筋肉と肝臓は互いに補い合うことで体全体がうまく機能しているのです。

先に内臓脂肪のことは取り上げましたが、この脂肪が肝臓に溜まりすぎると肝機能が低下します。肝機能を健全に保つには肝臓に脂肪が溜まらないようにすることも重要なのです。そのために効果的なのは筋力づくりです。しかも、**筋肉量が増えれば代謝も促進されますから、肝臓に溜まった脂肪も減らせます**。

以前は、肝臓が悪い場合には安静にしているほうが良いといわれていました。ところが今は、よほど重症な場合を除き、できるだけ体を動かして筋肉を維持するほうが効果的だと考えられています。もし健康診断などで肝臓に不安な要素が出てきたら、それ以上深刻になる前に筋肉量を増やすことが大切です。

何度もお話ししていますように、中高年の場合は室内でもできる軽い運動で十分、筋力づくりの効果が期待できます。激しい運動をして続かなくなるより、軽い運動を毎日続けるほうがいいのです。

とくに肝疾患がある場合に良いといわれている運動があります。それは、**酸素を消費しながら20分程度続けられる運動**（有酸素運動）です。軽く汗ばむ程度の運動を毎日20分程度続けることが理想ですが、毎日体をこまめに動かすようにしているだけでも効果が期待できます。

もともと体を動かすのが億劫で、最初から体操や運動に取り組むのは難しいと思ったら、寝転んだまま手足を動かす運動（「ゴキブリ体操」など。ＰａｒｔⅡを参照）でもよいのです。

とくに肝機能の回復には、横になって休む時間も非常に大切です。その点、寝転んだままだと肝臓や腎臓への血流量を低下させないですみ、体に負担をかけずに運動することができます。ちょっとした「すきま時間」や、テレビを見ながら、電話をしながら、といったふうに「ながら時間」を活用すれば、肝臓への負担を少なくしてできますし、継続しやすいという点でもいいと思います。

## 〈コラム〉脂肪が原因となる「NASH」

アルコールを飲まないにもかかわらず、肝臓が固くなり肝炎になった状態を「NASH」といいます。原因はカロリーオーバーの食生活で蓄積された過剰な内臓脂肪です。余った脂肪が肝細胞の中に溜まってしまい、脂肪肝となってしまうのです。

肝臓は脂肪を燃やそうとしますが、脂肪が多すぎて不完全燃焼になってしまうと、有害な活性酸素が発生し、肝臓の細胞を攻撃するようになります。この慢性肝炎の状態は、「NAFLD（非アルコール性脂肪性肝疾患）」といわれ、この状態が続くと肝細胞の線維化が進みます。そして、「NASH」の状態に至るのです。

「NASH」を予防するには、食生活を改善し、運動することが有効です。

ありがたいことに、体に溜まった脂肪の燃焼には、強度の高い運動ではなく、軽い運動でも効果があります。毎日、こまめに少しずつ体を動かすようにしましょう。

なお、ダイエットの繰り返しなどで代謝機能が衰えている場合なども、脂肪肝になりやすくなっています。やせていても、決して安心せず、できるだけ体を動かしてください。ダイエットで衰えた代謝機能の回復にも役立ちます。

# 12 筋力づくりで腎臓の負担は かなり軽減できる？ 期待できない？

筋肉と肝臓が人間の体の両親だとしたら、腎臓はその活動を支えるお兄さん、お姉さんのような臓器です。一見、筋力とは関係が無さそうですが、じつは筋力づくりをすると、腎臓への負担も軽減できるのです。

加齢に伴って体に起こる変化の一つに「漏《も》れる」という現象があります。たとえば骨からカルシウムが漏れ出すと、骨が弱くなるだけでなく、漏れ出したカルシウムが肝臓や胆嚢《たんのう》・胆管、腎臓、尿管などに付着して石（結石）をつくることもあります。

筋肉で漏れるのは、主要な構成要素であるタンパク質（アミノ酸）です。その分、筋肉量は減り、筋力も低下します。たとえば、静脈の筋肉でこの現象が起こると、血流が悪くなります。しかも、静脈は心臓よりも低いところに位置することが圧倒的に多いため、重力に逆らって上方へと血液を流すことがますます難しくなります。それが静脈瘤《りゅう》や静脈炎、脳梗塞《こうそく》、心筋梗塞などの原因にもなります。

内臓の筋肉（平滑筋）で漏れる現象が起こると、内臓が萎縮して機能が低下します。たとえば腎臓が萎縮すると腎不全につながります。ですから、腎不全を防ぐには、腎臓の筋肉量を増やして、漏れる現象を防ぐことも大事なのです。

それには、体を動かして筋肉を使うことです。骨格筋を動かすと、それに連動して腎臓の内臓筋肉も動き筋肉量を増やせるので、腎臓の負担を軽減できます。ですから、運動することは腎臓疾患の予防にもなるのです。

ＭＲＩやＣＴスキャンによる画像診断を行なっていますと、臓器の間に脂肪（内臓脂肪）が蓄積され、たとえば腎臓などの臓器が萎縮している様子を見ることがよくあります。メタボリック症候群は「腎臓病を引き起こす危険因子」の一つとされていますが、まさしくこうした画像はそのことを如実に示しています。

次頁の上段右の画像をよく見ますと、腎臓の外膜と後腹膜（腹部後方にある腹膜）の間に脂肪が溜まっていて、二つの膜が引き離されています。正常な腎臓は外膜と後腹膜がくっついているため、膜の毛細血管を通して栄養が移動します。私はこれを「臓器間交通」と呼んでいますが、膜と膜の間に厚く内臓脂肪が溜まると、栄養の移動が

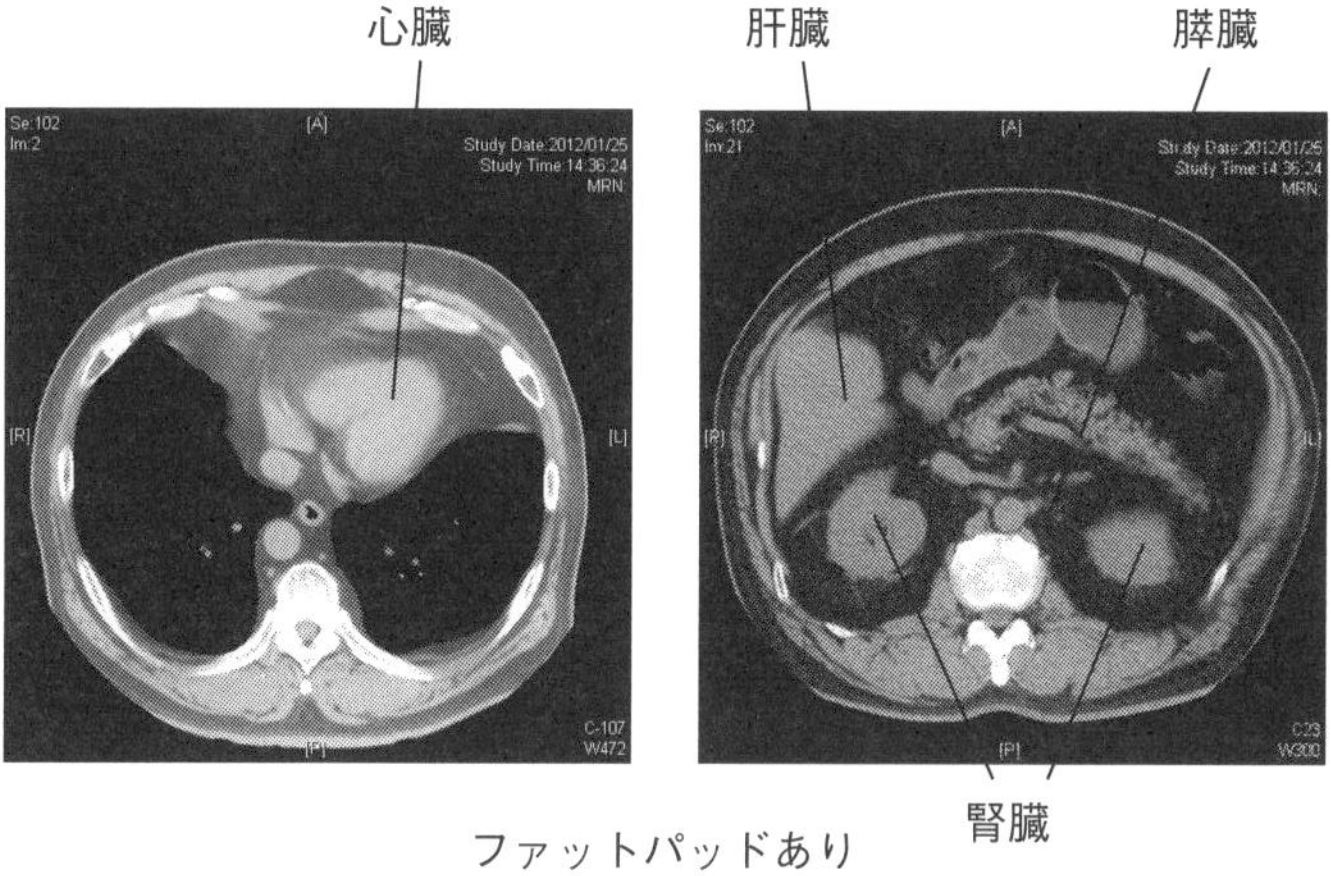


ファットパッドあり

心臓（ハート型）の周りのグレー部分がファットパッド。

黒い部分が脂肪。腎臓の周りを脂肪が覆い、腎臓が萎縮している。膵臓にも脂肪が目立つ。

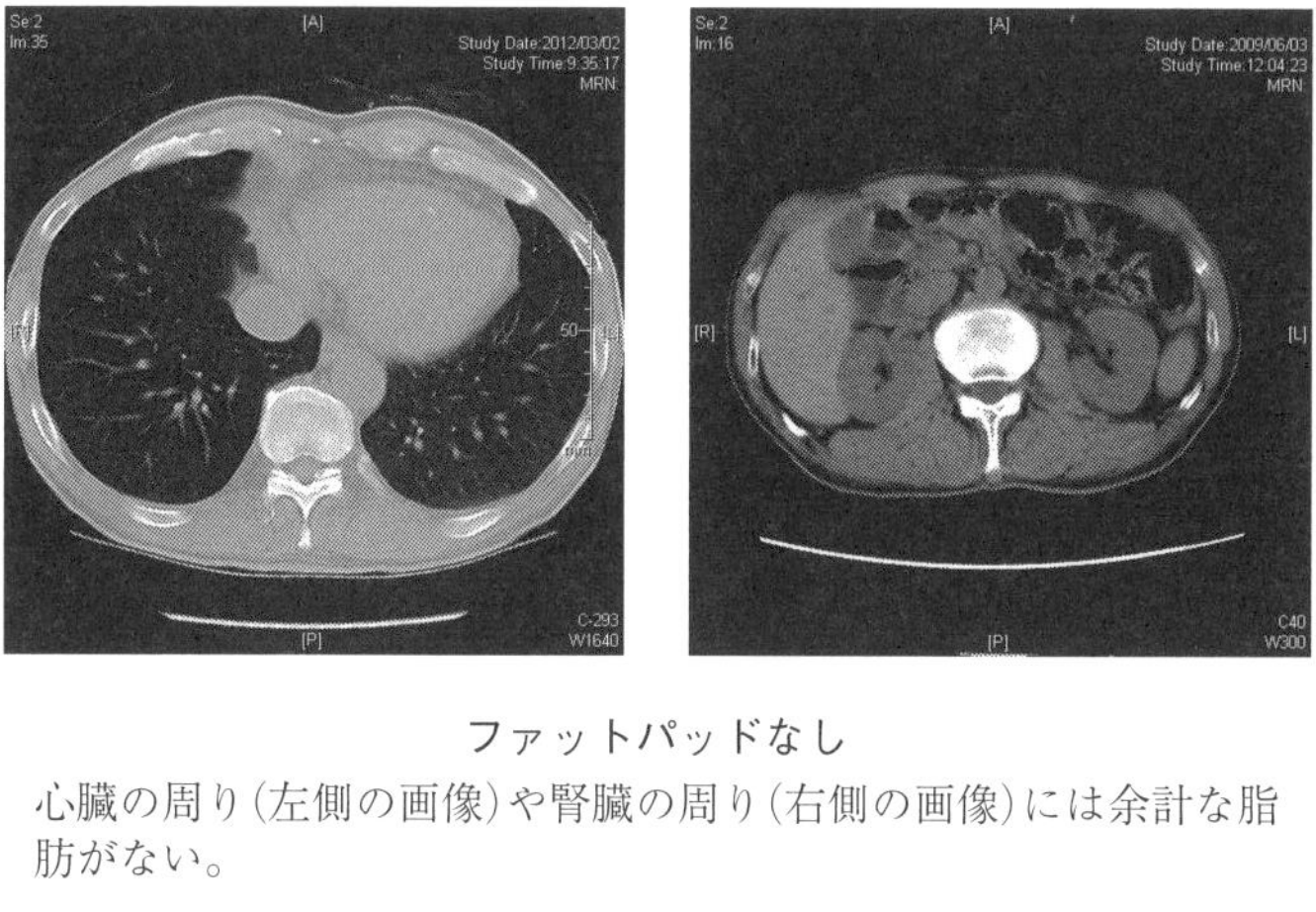

ファットパッドなし

心臓の周り（左側の画像）や腎臓の周り（右側の画像）には余計な脂肪がない。

途絶えるために腎臓が縮んでしまうのです。

心臓や膵臓、肝臓、副腎などさまざまな臓器間でも同じような脂肪層（私は「ファットパッド」と呼んでいます）が出来ているのを画像で見ることがあります。このファットパッドが厚くなるほど、臓器の萎縮や炎症が起こりやすくなります。

体内に脂肪が増えすぎるとさまざまな炎症が起こってくることは、医学的にかなり明らかになっていますが、臓器間の脂肪層であるファットパッドが疾患を起こすことは指摘されていませんでした。私はこのことを十数年前に指摘しました。とくに心臓の冠動脈周囲のファットパッドが多い人ほど心筋梗塞になりやすく、回復率も低いのです。

いずれにしても、内臓脂肪の蓄積が臓器の負担を大きくし、その機能を低下させることはまちがいありません。これにはやはり、筋肉を使って体を動かし、内臓脂肪を減らすことが重要です。

腎臓に関していえば、**筋肉運動をすることで、腎臓の筋肉から必要な成分が漏れる現象を防ぐことができますし、内臓脂肪を減らして腎臓が萎縮するのを防ぐこともできます。**それによって、腎臓の負担を軽減できることはいうまでもありません。

# 13 筋力低下の部位によって現われる症状は違ってくる？　直接の関係はない？

全身にはじつにさまざまな筋肉がありますが、筋肉が衰える部位によって起こる症状は違ってくると思いますか。症状と筋力低下には直接の関係はないと思いますか。

筋力が低下する部位と、起こる症状にどれくらい関連性があるのか、私の臨床体験も踏まえながら一つひとつ見ていくと、驚くべき事実がわかってきます。

ちなみに、それぞれの部位の筋力づくりにいい運動や体操はＰａｒｔⅡを参考にしてください。

## ○腹部の筋力低下で起こりやすい症状

すでに説明したとおり、腹部に集まっている筋肉は背骨や神経、臓器を守るコルセット（筋肉コルセット）の働きをしています。

同時に、呼吸や脊柱の運動にも関わっています。そのため、とくに腹部の筋肉はお腹まわりの左側と右側だけでなく、表側と裏側の筋力バランスが整っていることがとても大切です。

たとえば、腹筋だけが強くても腰側（背中）の筋肉が弱いと、腰が曲がって前屈姿勢になりやすくなります。そのように、左右とか表裏のどこかに筋力の片寄りがあると姿勢が悪くなり、内臓や骨などに負担をかけてしまいます。

この腹部の筋力が低下し、筋力バランスが崩れることで起こる症状はさまざまです。筋肉のこわばりが原因で起こる症状は、**むくみ**、**腰痛**や**肩こり**、**頭痛**などです。姿勢が崩れ内臓が圧迫されることが原因で起こる症状は、**食道裂孔ヘルニア**や**逆流性食道炎**、**胃下垂**や**鼠蹊ヘルニア**などです。

こうした症状の軽減には医療的な治療も必要ですが、腹部の筋力を鍛えることが根本的な治癒につながります。今はそうした症状が無くても、腹部の筋力づくりを心がけることが予防になります（詳しくは41ページの質問9に戻ってご一読ください）。

## ○背中の筋力低下で起こりやすい症状

脊椎（背骨）は、椎骨《ついこつ》と呼ばれる骨が連結したものです。椎骨の円柱状の部分は椎体といわれますが、背中の筋力が低下し、左右どちらかに偏った座り方や立ち方を続けたり、前屈みを続けたりしていると、この椎体がずれて背骨が歪み、**猫背**になったり、**骨盤が歪んだり**します。さらに、**内臓疾患**や**呼吸器疾患**などの障害が起こるとか、**便秘**、**排尿異常**が起こる、**脳機能に悪影響**が及ぶといったこともあります。

日ごろから背骨をまっすぐ伸ばすとともに、良い姿勢を維持するには背中の筋力低下を防ぐことが重要です。たとえば、読書中でも姿勢をまっすぐ伸ばすことを意識するだけで、背中の筋肉が鍛えられますし、背骨の矯正にもつながります。

### ○臀部の筋力低下で起こりやすい症状

臀部《でんぶ》（お尻）の筋肉には、骨盤を正しい位置に保つ役割があります。なかでも大臀筋は、全身の筋肉で二番目に大きい筋肉であり、全身の筋肉の大黒柱的な存在です。

その大臀筋の奥にある筋肉が中臀筋です。この筋肉は身体バランスを保つ役割があります。とくに立ち上がるときや歩行中などの下半身のバランスに関わっています。

これらふたつの臀部の筋肉が、座り方が悪かったり、歩行不足だったりして衰えると、それにともなって出てきやすい症状が**慢性腰痛**や**冷え性**、**尿もれ**、**生理痛**などです。そのほか、**歩行時のバランスが悪くなる**とか、**脚がもつれやすい**、**転倒しやすい**といった問題も起こってきます。

臀部の筋力をアップするには、太ももなど下肢を動かすことが必要です。私が患者さんにすすめているのは、両脚を軽く前後に開き、中腰になって上体を小刻みに上下させる運動です。そのほかに、椅子に座るときは脚を組まない、猫背になって座らない、背もたれに背中を預けすぎないといったことに気をつけます。座っても、できるだけ背筋をまっすぐ保つと筋力アップにも役立ちます。

### ○脚部の筋力低下で起こりやすい症状

老化は下半身から始まるといわれますが、脚部の筋力低下が進むと、脚の動きが悪くなるだけでなく、関節の組織が硬くなり、転倒の原因にもなります。とくに現代人の生活は座ったままでいることが多いため、脚部の筋力低下がとても進みやすいのです。

脚部にある筋肉でいちばん主要な働きをするのは太ももの筋肉です。この太ももの前面にあるのが大腿四頭筋《だいたいしとうきん》といわれる筋肉で、ひざを伸ばすときや脚を前に出すときに使う筋肉です。この大腿四頭筋が弱ると、大腰筋（背骨と脚をつなぐ筋肉）なども連動して弱くなり、ひどくなるとつま先も持ち上がらなくなります。**すり足になる、段差のないところでつまずく、転倒しやすい**というのは、このためです。

太もも裏にある筋肉はハムストリングスといわれますが、この筋肉はひざを曲げるときに使われます。股関節《こかんせつ》の動きとも関係しています。

ふくらはぎの筋肉と踵《かかと》の骨をつないでいる筋肉がアキレス腱で、足首を伸ばしたり縮めたりするときや、足首を回転させるときなどに使います。この筋肉が弱くなると、足首の動きが悪くなって歩幅が狭くなったり、階段や段差でつまずいたりしやすくなります。転倒してケガをする危険性も高くなります。

ＰａｒｔⅡで中高年期に脚部の筋肉を鍛えるのに適した軽い体操や運動を紹介していますので試してみてください。

### ○胸部の筋力低下で起こりやすい症状

胸の前の部分にある広い筋肉を大胸筋といいます。上腕を動かしたり、胸骨や肋骨《ろっこつ》を引き上げて呼吸を補助したりする働きがあります。

大胸筋の奥には小胸筋という筋肉もあり、これは肩甲骨《けんこうこつ》につながっていて、深呼吸をするときには肋骨を持ち上げる働きもします。

また、肋骨にくっついている肋間筋《ろっかんきん》には外肋間筋と内肋間筋があり、外肋間筋は肋骨を上げたり胸郭を拡大したりといった、呼吸に関わる働きをし、内肋間筋は肋骨の間を縮める働きをします。

胸部の筋肉量が減少して、いちばん影響を受けるのは呼吸です。人間は呼吸なしでは生きられません。呼吸によって生命維持に絶対欠かせない酸素を取り込むことができるからです。

喫煙者の多くは肺活量が低下しますが、これは喫煙によって大胸筋や肋間筋が少なくなっていることも関係しています。たとえ定期的に運動をしている人でも、喫煙していると肺での酸素交換が低下するため筋肉量が減少し、肺が萎縮して、さらに肺活量が低下するというリスクが高くなります。

肺の筋肉量が減少すると肺が過度に膨張することがあります。その結果、肺に溜まった空気を押し出せなくなり「**肺気腫**《はいきしゅ》」という疾患が生じることもあります。この肺気腫と慢性気管支炎をまとめてＣＯＰＤといいますが、私は「**肺構造破壊病**」であると考えています。

肺活量を高め、肺での酸素交換を高めるには、胸の筋肉とともに背中の筋肉も一緒に鍛えることが必要です。そのための運動や体操はＰａｒｔⅡを参照してください。

## ○肩腕部の筋力低下で起こりやすい症状

肩から腕、指先でも、たくさんの筋肉が働いています。

肩の関節を動かしている主な筋肉は、大胸筋、上腕筋、広背筋の３つです。

肩の左右にあって腕の骨と胴をつなぐ逆三角形の骨が肩甲骨ですが、他の骨と関節でつながっているのではなく、こうした筋肉と筋《すじ》によってぶら下がるようにくっついています。それによって腕を背後に回すなど複雑な動きもできるようになっているのです。

ところが現代人は、体の前で作業を行なうことが多く、肩甲骨を動かさないため、肩甲骨周辺の筋肉が縮んだままになり、筋力低下も起こりやすいのです。それが**猫背**や**肩こり**、**首のこり**などの原因にもなっています。

こうした症状を改善するには、意識的に肩甲骨を動かしたり、胸を反らしたり、腕をできるだけ後ろに伸ばしたりといったふうに、背中側の筋肉を動かす運動をすることがいちばんです。こうした運動は猫背の改善や「五十肩」の予防にもなり、肺や心臓の血流もよくします。

腕の前側（前腕）にある筋肉は、手を握ったり開いたりするときや、手首の角度を変えるときなどに使います。

握力もこの筋肉の働きです。人間の筋力のなかでいちばん衰えにくいのが握力ですが、握力が低下すると**脳卒中**のリスクが高まるという調査報告があります。

また、握力の低下は、道具を握ったり、ものを持ったりする能力の低下につながるため、生活力も低下してしまいます。握力が低下すると体に力が入りづらくなるので、元気も出にくくなります。

手を握ったり開いたり、手指を動かしたりという簡単な動きを続けているだけで、握力の低下を防ぐことができます。「手先を使うと認知症予防になる」といわれますが、指の細かい動きは脳を刺激する効果もあります。

東洋医学では、指のツボを刺激するといいますから、脳も刺激されるといいますから、指をマッサージするのもいいと思います。指を揉《も》むと血流もよくなります。

## ◯首まわりの筋力低下で起こりやすい症状

首の周囲には多くの小さな筋肉が集まっています。首と胸、首と背中をつなぐ筋肉のほか、頭を傾けたり、頭を回したり、あごを動かしたり、舌を動かしたりする筋肉も首のまわりにあります。

こうした首まわりの筋力低下で起こる不快症状の筆頭が**肩や首のこり**です。これには首まわりの筋肉が硬くなっていることも関係しています。

そのほかに、ストレスによる緊張状態が続く、同じ姿勢を長時間続ける、手や腕の疲労や目の酷使による疲労が蓄積する、急激な温度変化や冷房の効きすぎによる神経バランスの崩れといった原因も関係してきます。

そもそも首は繊細な部位なので、首の筋肉をほぐすときにはゆっくり動かすのが原則です。激しい運動で鍛えるというよりも、ゆっくりやさしく筋肉を動かすのがよいでしょう。

## ○顔の筋力低下で起こりやすい症状

顔には30種類以上の筋肉があります。顔の表情に関するパーツ（目や口元など）を動かす筋肉を総称して「表情筋」と呼ぶこともあります。表情の豊かな顔にたるみやしわが少ないのは、普段から顔の筋肉をよく使っているためです。

反対に表情筋を使わないでいると、**たるみ**の原因になります。笑ったときや怒ったとき、心配なときに出るシワにも片寄りができてしまいます。

顔の筋肉の役割は表情だけではありません。老化により舌や口、頬などを動かす筋肉が弱くなると、**食べ物の飲み込み（嚥下《えんげ》）がうまくいかなくなります**。お年寄りがのどに食べ物を詰まらせて窒息したり、食べ物が気管に入って肺炎を起こしたりするのも、嚥下に必要な顔の筋力低下が原因です。

顔の筋肉は随意筋なので、意識して動かすことができます。ですから、呼吸や会話のときなどに筋肉を意識して使うことで、鍛えることができます。

# 14 筋力低下と体の痛みは かなり連動している？ たいして関係ない？

病院へ行っても原因がよくわからない痛みや不調に悩まされる人が増えています。レントゲンやMRI、CTスキャンなどの検査を受けても、内視鏡などで内臓の検査を受けても、はっきりとした異常は見つからない。はっきりとした診断結果が出ない。それなのに、ひどい痛みが続き、体を思うように動かせない。なかには耐えがたいほどの痛みが続き、日常生活に支障をきたすことも。

今、このような症状を訴える中高年の方たちが増えています。はたして筋力低下と、どの程度関係しているのでしょうか。

腰痛を例にとると、私の経験上、原因が特定しきれない腰痛、いわゆる慢性腰痛や急性腰痛のほとんどには腰の筋力の衰えが関係していますし、骨量の低下や末梢神経の損傷も関係していることもあります。

筋肉と骨と神経のどれか一つの不調が原因で腰痛が起こっていることはまれで、三つが絡まって起こっていることがほとんどです。もともと筋肉と骨と神経が複雑に影響し合って作用していることを考えれば当然です。ですから、腰痛の多くは原因を特定しきれず、たとえ治療を受けてもなかなか根治できないのです。

腰痛に限らず、背中、肩や首、脚や腕などで起こる**「原因がよくわからない痛み」の多くには、筋肉と骨と神経の不調が複雑に絡み合っている**と思われます。たとえば、筋力が低下して姿勢が崩れると骨格がゆがんできます。ゆがんだ骨格を支えようとすると筋肉に余分な負担がかかります。その状態が続くと、神経が損傷して痛みが生じます。その痛みをかばおうとして、さらに骨格はゆがんでいきます。

腰痛を訴える患者さんからも、「筋肉の衰えを感じ始めてから腰痛が起こった」とか「骨量の低下が気になり始めたころから腰の痛みを感じるようになった」という話を聞きます。やはり、腰痛の場合も、筋肉と骨と神経の不調が連動して起こっていることがわかります。

腰痛の予防としてすぐ始められるのは、腰まわりの筋肉づくりです。そのために効果的な中高年向きの運動や体操をＰａｒｔⅡに紹介してあります。

〈コラム〉筋肉と骨と神経に不調が起こる原因

**筋肉の不調**：筋力の低下、筋肉の疲労、筋肉の血行不良、筋肉の損傷、筋肉バランスの乱れ（＝筋肉のゆがみ）……

**骨の不調**：骨の弱まり（骨粗しょう症など）、骨格のくずれ（悪い姿勢など）、関節の損傷……

**神経の不調**：末梢神経の損傷、神経の圧迫、交感神経の緊張……

とくに腰の不調については次頁の「自分でできる不調チェック」を参考にしてください。

これによって、筋肉や骨、神経のどこに不調が生じているのかおおよそわかります。ただし、これはあくまで目安です。もっと正確に知りたい場合は、整形外科医など専門医の診断を受けましょう。

## 自分でできる不調チェック

該当するものにチェックしてください。

①車を長時間運転したとき、椅子にずっと座っていたときなどに痛くなる ……□
②長時間歩いた後や運動をした後などに痛む……□
③お風呂に入って体が温まると痛みがやわらいでくる……□
④マッサージをしたり、もんだりしても、痛みが軽くならない……□
⑤歩いたり、体を動かしたりするのがつらく感じる ……□
⑥季節を問わず、手足が冷たい ……□
⑦痛む部位の筋肉がジンジンして熱っぽい……□
⑧筋肉が張って痛む……□
⑨ピリピリしびれるように痛む……□
⑩動かすと痛みが起こり、ジッとしていると痛みがやわらぐ ……□

### チェックの結果

**①または②に該当する人**
筋力が低下していると思われます。筋力が低下していると、同じ姿勢を長時間続けたり運動をしたりした後に、筋肉に疲れや緊張が生じて、腰に痛みが出やすくなります。

**③が該当する人**
筋肉がこわばっているようです。温めると痛みがやわらぐ場合は、筋肉がこわばって血行不良に陥っている可能性があります。

**④が該当する人**
筋肉・骨格のゆがみで神経に不調があると思われます。専門医の診断を受けてください。痛みが落ち着いてきたら、骨格や筋肉のゆがみを正す運動や生活習慣にも取り組みましょう。

**⑤が該当する人**
筋力が低下していると思われます。運動不足で筋力の低下が疑われます。

**⑥が該当する人**
筋肉のこわばり・骨格のゆがみがあるようです。血行が悪くなっていると思われます。血行不良は筋肉のこわばりが主な原因です。筋力をつける運動や骨格を正す運動を心がけましょう。

**⑦または⑧に該当する人**
筋肉の使いすぎが関係しているようです。筋肉を休めるとともに、筋力が低下して筋肉が疲れやすくなっている面もあるので、まずは、軽い運動で筋力低下を解消するようにしましょう。

**⑨または⑩に該当する人**
神経に不調があると思われます。一度、専門医に詳しく調べてもらいましょう。なお、骨や筋肉が神経に過度に干渉するのを改善するためにも、適度な運動が役立ちます。

## 15 「筋力づくりをしていると若々しく見える」は医学的にも確か？　あまり関係ない？

「見た目の若々しさにもっとも関係が深いものは姿勢である」と私は考えています。若い人でも猫背の人は、実年齢よりも老けて見えます。一方、白髪でも姿勢よく大股で歩いているような人は、とても若々しい印象を与えます。

猫背の要因は姿勢の崩れですが、これは、体幹の筋肉やコルセットの役割を果たしている腹筋などが衰えて反り腰になり、重心がずれることで起こります。

最近は、若い人の猫背も目立つようになっています。昔ほど姿勢を意識しなくなったことや、携帯電話やスマホなどを前屈みで見ていることが増えたことも関係しているでしょう。

正しい姿勢を意識するだけでも筋肉をゆるやかに鍛えることができるのですが、猫背がひどくなると、ますますお腹まわりの筋力も低下して反り腰になり、ぽっこりお腹がもっと前に出てきます。女性の場合だと、バストの下垂も起こりやすくなります。

そうして姿勢が崩れると、実年齢よりも老けて見えるようになります。

体型の若々しさを保つためにすぐできることの一つが筋力づくりです。**筋肉量が増えると、何より体型が崩れるのを防ぐことができます。**すでにお話ししたように、筋肉から栄養が「漏れる」のを予防・改善することができますし、新陳代謝が活発になって不必要になった老廃物の処理が促されるので、体の細胞がきれいになります。骨や関節の衰えを抑えることも。筋力づくりは若さを保つのにとても有効なのです。

女性は、とくに肌の若々しさに敏感ですが、一見、関係がなさそうに見える肌と筋肉はつながっています。筋肉量が増えて新陳代謝が高まると、肌のダメージからの復活が早くなり、しわやしみなどのダメージも受けにくくなります。さらに、**筋肉量が増えると肌の水分量が増えます。**

若さを保つためには「若返りホルモン」といわれる成長ホルモンの分泌が活発であることも必要です。成長ホルモンの分泌がいいと、疲れからの回復や細胞の補修などがスムーズに進むからです。精神力も高まります。

筋肉を動かすことによって成長ホルモンの分泌が活発になるとお話ししましたが、運動するとより深く眠れるようになるため、睡眠中の成長ホルモンの分泌も盛んになります。筋肉運動によって、60歳代、70歳代になっても成長ホルモンの分泌量を30歳代と同量程度にまで高めることも夢ではないのです。

実際に、成長ホルモンの分泌量が高い高齢者ほど、疲れにくく若々しい肉体を維持していることが多いのです。逆に、成長ホルモンが不足すると疲労を感じやすくなるので、年齢を問わず疲労感が漂い、老けた雰囲気になりやすいものです。

筋肉を動かして運動すると、細胞内にはサイクリックAMPという万能の活性物質が増加します。この物質には細胞を活性化する働きがあるため、それも若返りにつながります。

さらに、若々しさは「気力」にも現われます。**筋力が増してくると体の動きがよくなるので、自然とやる気も満ちて気力も充実**してきます。体の動きがよくなると、自然に運動量が増えて筋肉量の低下を防ぐことができます。運動によってドーパミンの分泌が促されて気持ちも前向きになり、いつまでも若々しい雰囲気を保ってくれます。

筋肉を鍛えることには、記憶力をアップさせる効果もあるといわれています。医学的にまだはっきりしてはいませんが、患者さんを見てきた体験から、**筋肉運動は肉体だけでなく、脳を活性化する効果**も期待できそうです。

# 16 長年よく体を動かしてきたから筋肉量は人より余裕がある？　それだけでは不十分？

仕事柄、体を動かすことが多かったから、運動が好きで若いころはよく体を動かしたから、人よりは筋肉量が多いはずだと安心している人がいます。はたして、若いときに身につけた筋肉の貯金はそのまま維持されているのでしょうか。

残念なことに、筋肉の貯金はできません。**何歳になっても常に増やす努力をしなければ、どんどん減っていきます。**加齢によって衰えるよりも、運動量に比例して衰えるほうが大きいのです。

一般に筋肉量は20歳前後をピークに減少に転じ、50歳を境に急激に衰えます。それは、加齢による体の衰えよりも、年齢とともに運動量が減少していくことの影響のほうが大きいのです。

同年代の中高年の方で、長年体を動かす仕事をしてきた人と筋肉を使うことが少ない仕事をしてきた人を比べれば、仕事を辞めた時点では、前者のほうが筋肉量が多いのは当然でしょう。しかし、前者であっても仕事を辞めてから運動をしなければ、他の人と同じように筋肉は減少していきます。しかも、老化によってさらに加速します。

年を取ると、誰でも体を動かすのが億劫になるものです。ですから、仕事を辞めてから急に運動しようとしても、なかなか続かない人が多いでしょう。ましてや、筋肉の蓄えがあるから自分は大丈夫だと油断していると、筋肉の減少に気づくのが遅くなってしまいます。

繰り返しますが、50歳代に筋肉量が一気に減少する時期があります。できるならその前あたりから運動する習慣を身につけておくのが理想的です。もし、すでにたとえ60歳代、70歳代になっていても、体を動かせるうちに筋力づくりを始めてください。

少しでも筋肉の蓄えを増やしておくと、いざ病気やケガなどで一時的に運動ができない場合でも、もとの生活に戻るのが容易になります。ベッドに横になっている時間が長いほど廃用障害が起きて筋力低下が進みますが、それでも元の筋肉量が多いと残っている筋肉量も多いので、元の生活に戻りやすくなるからです。

反対に、もともと筋肉の蓄えが少ないと、たとえ病気やケガが治っても残った筋肉量が少なすぎて歩けなくなってしまうリスクが高くなります。

筋肉は何歳になっても自分で運動する以外に蓄える方法がありません。とにかく日頃から筋肉を動かす習慣が大事です。それには、ＰａｒｔⅡで紹介する運動や体操を行なうと効果的ですが、そのほかに仕事を辞めて自宅にいる時間が増えるなら、家事などでできるだけ体を動かす機会を増やせば筋肉を鍛えることができます。ほかにも、日常はなるべく車を使わないようにしたり、用事があれば人に頼まず自分でこまめに動いたりするよう心がけるだけでも、大きな違いが出てきます。

筋肉量が増えるにつれて、日常の動作がスムーズになりますし、指先や足先などの感覚や機能も向上します。

じつは、筋肉には習慣性があります。たとえば近くにある物を取るとき、普段から自分で立ち上がって取りに行くのが当たり前になっていると、それが筋肉の習慣性になっています。ちょっと物を取るときでも、疲れるからと億劫がらず、こまめに体を動かします。そのくり返しで筋肉量が全然違ってきます。

その意味では、よく体を動かしてきた人と、あまり体を動かさずにきた人のいちばんの違いは、筋肉量の違いよりも筋肉を動かす習慣性の違いだといえるでしょう。

# 17 中高年の筋力トレーニングは きついくらいが効果的？　軽くても効果が期待できる？

筋肉は筋繊維の束でできています。筋力づくりは、この筋繊維に負荷をかけ、傷ついた筋繊維が修復することで筋肉をより太くすることです。ですから、一般的には、きついと感じるくらいの負荷を筋肉にかけないと筋力づくりはできないと考えられています。

そのためにどれくらい筋肉に負荷をかけたらいいのか、同じ運動や体操を何回くらい繰り返したらいいのか、明確な基準があるわけではありませんが、ある程度重い負荷をかけ、ちょっときついかなと感じるところまでやったほうがいいと考えられています。

私が長年、中高年の方を診てきた経験からしますと、それは筋肉量がまだ多い若い世代には当てはまりますが、中高年世代には向いていません。かえって体に無理がかかり、ケガや骨折の原因になりかねないからです。

筋肉を構成する筋繊維は大きく遅筋《ちきん》繊維と速筋《そっきん》繊維に分けられます。

遅筋繊維は、瞬発力はないけれど、長時間動いても疲労しにくく、持続力がありま す。陸上選手を考えるなら、長距離ランナーの筋肉はこの筋繊維の割合が多くなっています。

一方、速筋繊維は、継続力はないけれど瞬発力があります。陸上選手でいえば、短距離選手の筋肉はこの筋繊維の割合が多くなっています。マッチョな体を手に入れるには、この速筋繊維に強い負荷をかけるのが効果的です。

加齢によって筋肉量が減少するのは、筋繊維の数が減り萎縮するからですが、まず衰えるのは速筋繊維です。それで、年齢とともに体の動きが鈍くなり、機敏性が低下するわけです。

一方、遅筋繊維の衰えは速筋繊維よりはゆるやかです。ですから、**中高年になってからの筋力づくりは、遅筋繊維を増やすことから始めたほうがいい**のです。

筋力トレーニングというと、ボディービルダーのようなイメージがあり、全身ムキムキとした筋肉をつけるためのものと思われがちです。そんな筋力トレーニングはいまさら必要ないと、結局何も筋力づくりをしないままという人も意外に多いかもしれません。そのままにしていると、速筋繊維はもちろん遅筋繊維まで衰えてしまいます。

若い時代のような機敏性を取り戻したいと思い、急に体を動かしてケガをしたり、転倒して骨折したりして来院する人がいます。もちろん、年を取ってもある程度の機敏性は必要ですが、すぐ速筋繊維を鍛えようとするのではなく、**まず軽い体操や運動を継続して遅筋繊維を増やし、そこに少しずつ速筋繊維も増やすトレーニングを加えていく**。これが中高年の筋力づくりの基本です。

高齢になったら、きつい運動ではなくても、軽い室内体操で十分筋力づくりはできると私は患者さんにすすめていますが、だからといって外出の機会が減り、家にこもるような生活にならないことです。外出しないと、日常の活動量が減ってしまうからです。

外出することは、自然に体を動かして筋肉量を増やしてくれます。もし、最近外出が少なくなっていると感じたら、まずＰａｒｔⅡで紹介する運動や体操を始めてください。誰でも簡単に取り組めるものばかりです。そして外出する機会を増やしてください。

筋力がついてくると、持久力や柔軟性、バランス能力などが向上してきます。

## 18 筋力づくりの種類は男性と女性で変えたほうがいい？ 同じでいい？

中高年に必要な筋力づくりは、スポーツをする人たちのような筋力トレーニングではありませんから、基本的に、性別の違いによる運動の種類や強度などに大きな違いはありません。

ただし、性ホルモンの分泌量の違いが筋肉に与える影響は男性と女性で違ってきます。たとえば筋肉の太くなりやすさ、筋肉のつき方やつきやすさが違います。また、脂肪のつきやすさにも違いがあります。

男女とも脂肪を減らして筋肉を保つことが必要な点は同じです。しかし、男女では骨盤の大きさが違います。そのため、女性はももが太くなりすぎると歩きにくくなり、動きも鈍くなりやすいので、太ももの余分な脂肪を落とすことと、ももに筋肉がつき過ぎないようにすることが必要です。

いずれにしても、**男女ともにバランスよく筋肉をつけることが大事**です。

## 〈コラム〉筋肉と性ホルモン

女性も男性も、性ホルモンの減少が老化や身体機能の低下につながっていることがわかっています。

とくに性ホルモンの減少は、筋肉量の減少、サルコペニア、筋肉の脆弱化などを誘発する要因になります。

性ホルモンの代表が女性ホルモンのエストロゲンと、男性ホルモンのテストステロンで、男女とも両方の性ホルモンを分泌しています。異なるのは、男女で分泌量のバランスが違うことです。

女性ホルモンの代表的な働きは、骨を丈夫にし、悪玉コレステロールの増加を抑えることです。

男性ホルモンの代表的な働きは、たくましい体をつくり、内臓脂肪がつくのを抑えることです。

性ホルモンは加齢とともに減少していきますが、女性と男性とでは減り方やその影響も異なります。女性の場合は、閉経を迎える50歳前後から女性ホルモンが急激に減り、その影響で、更年期障害が起きる人もいます。

男性の場合は、20代をピークに男性ホルモンが徐々に減っていきます。それとともに動脈硬化が進みやすくなります。

男性ホルモンや女性ホルモンが減少する原因は、加齢だけでなくストレス、偏った食事や運動不足、睡眠不足、冷えなどがあります。しかし近年の研究では、運動を続ければ、脳や血管機能に関わるテストステロンやＤＨＥＡという男女共通の性ホルモンは増えることがわかっています。

やはり、男性も女性も同じく、何歳になっても年齢に合わせて筋力づくりを続けることが、性ホルモンの減少を防ぐためにも欠かせないのです。

# 19 中高年の筋力づくりは 有酸素運動中心でいい？ 無酸素運動も必要？

中高年になったら走るよりは早歩きくらいがいいといわれますが、強めの運動も組み合わせないと筋力づくりの効果はそれほど得られないと思う人もいます。はたして、どうなのでしょうか。

瞬発力や強い力を必要とする運動を行なうときは、酸素を使わず短時間に大きなエネルギーを生成しなければなりません。これが無酸素運動で主に速筋を使いますが、筋肉量を増やす効果が高く、一般に筋トレはこの無酸素運動を中心にしています。

一方、酸素を使ってゆっくりエネルギーをつくりながら体を動かすのが有酸素運動です。主に遅筋を使いますが、心拍数が急に上がらず、長く続けられます。ウォーキングや水泳、エアロビクスなどが代表です。

本書では、**中高年になってきたら軽い運動を続けて筋力づくりすることをすすめています。**それには、**有酸素運動を中心として適度に無酸素運動を組み合わせた運動や**

## 体操が適しています。

有酸素運動を行なうと、心拍出量（心臓が1回の収縮で動脈へ拍出できる血液の量）が改善します。また、有酸素運動を行なうと筋肉組織内の毛細血管が発達します。毛細血管が増えると、筋肉組織はより多くの酸素と栄養素を取り込めるため、筋力アップできます。加えて、筋肉での代謝で生まれる排泄物がより早く処理されるため、筋肉疲労の回復も早くなります。

ただし、たとえ中高年であっても有酸素運動だけで筋力量がアップするわけではありません。たとえば、ウォーキングなどの有酸素運動をしているだけでは、一部の筋肉しか使用しません。全身の筋肉量を効果的に増やしたいのであれば、有酸素運動と筋トレなどの無酸素運動をバランスよく組み合わせることが必要です。ＰａｒｔⅡの体操や運動はそうした考えにもとづいています。

有酸素運動と無酸素運動の違いをもう少し説明します。この二つの運動のいちばんの違いは運動の強度にあります。

無酸素運動は、エネルギー源として筋肉の中に蓄えられている糖が分解されたもの（グリコーゲン）を使います。短時間ですが、無酸素で大きなエネルギーが得られます。

この運動は俊敏に強く体を動かすため短時間に筋肉に負荷をかけますが、そのとき、呼吸を止めて体を動かしています。

一方、有酸素運動はたくさんの酸素を使い、脂肪や糖を大量に使ってエネルギーをつくり筋肉を動かしますから、しっかり呼吸したほうが運動しやすくなります。じつは、筋肉の細胞膜には酸素を細胞内に取り込むための受容体（酸素レセプター）があります。運動していないと、このレセプターが減少するため、体を動かすとすぐ疲れてしまうのです。しっかり呼吸して運動していると、このレセプターも回復してきます。

運動の強さの目安は、体を動かしながら会話できるくらいです。1分あたりの心拍数にすると、１２０～１５０くらいです。有酸素運動は脂肪を効率よく燃焼させることができるので、メタボリックシンドロームや生活習慣病の予防にも役立ちますし、体重を減らす効果も期待できます。

私が患者さんにすすめている運動や体操は、有酸素運動と無酸素運動を効果的に組み合わせたものです。具体的にはＰａｒｔⅡで紹介していますが、糖尿病患者さんの体質改善にも役立っています。

# 20 筋力づくりの運動や体操には ストレッチを組み合わせたほうがいい？ 別々でいい？

有酸素運動とか無酸素運動についてお話ししましたが、筋力づくりの効果を高めるためには、硬くなった体の動きをよくするストレッチも組み合わせてやったほうがいいのでしょうか。

学生時代の体育やスポーツなどでは、基礎練習のほかに、準備体操としてストレッチも行ないます。同じく、**中高年の筋肉づくりを行なう場合も、ストレッチを組み合わせたほうが効果が高まります。**

無酸素運動では、体の曲げ伸ばしや、体に重みを加える動きなどで筋肉に負荷をかけます。このとき、無酸素状態でエネルギーが産生されますが、筋肉を10秒ほど縮めてからゆるめると、縮めていた部分の血流が一気に増えます。それによって酸素が筋肉の細胞に運ばれると、今度はエネルギー源（グリコーゲン）が燃焼してエネルギーが産生され、筋肉細胞が活性化します。

つまり、無酸素運動の直後は酸素を必要とするエネルギー産生に切り替わるので、そのタイミングに適度な有酸素運動を行なうと、筋肉細胞は効率的に活動できますし、成長することもできるのです。そのときの有酸素運動は10分から20分くらいが理想的です。

無酸素運動と有酸素運動を交互に続けると、脂肪はより燃焼しやすくなります。たとえば、ＰａｒｔⅡでご紹介する「ブルース・リー体操」を有酸素運動と交互に行なうと効果的です。「アッチャー」「アッチャー」と声を出しながらやってみてください。

ちなみに、運動の前後と運動中の水分補給は、忘れずに必ず行なうようにしてください。運動中は10分に１～２口を目安に水を飲むようにするとよいでしょう。

とくに無酸素運動は筋肉を急激に縮める運動です。筋肉を縮めると、固まることで太くなりますが、それは血管を圧迫することにもなります。そのままにしておくと、血流が悪化しやすくなります。

そこで、ストレッチを行なうと筋肉がリラックスし、血管への圧迫が減少して血流が復活します。血流がよくなると、筋肉細胞に酸素や栄養素が届きますし、細胞からの排泄物の除去も進みます。

ストレッチで上手に筋肉をゆるめるには、筋肉を伸ばす姿勢を10秒続けてから、元の姿勢に戻すとよいでしょう。ただし、むやみに長い時間伸ばしていればいいということではありません。ずっとそのまま伸ばし続けていると、かえって細胞を傷つけてしまうからです。**「10秒伸ばしたら戻す」**を繰り返すようにしましょう。

有酸素運動や無酸素運動とストレッチを組み合わせる場合、ストレッチをどこで行なうのがよいでしょうか。じつは、運動の前にストレッチを軽く行なうのがいいのです。それによって筋《すじ》を伸ばしておいてください。運動後にも体を整えるために、ストレッチをしてください。

ストレッチだけを行なう場合は、ちょっとしたすきまの時間に行なったり、就寝前や起床後に布団の上で行なうとよいでしょう。とくに股関節を安定させるおしりの内側の筋肉（梨状筋）は、伸ばすことで血流がよくなりますし、筋肉も発達します。歩行にも欠かせない筋肉なので、股関節まわりのストレッチはぜひ、取り入れてください。

# 21 有酸素運動を続ける時間は最低でも1時間？　20分くらいで十分？

有酸素運動はゆっくり体を動かす運動ですから、実際には1回につきどれくらいの時間継続してやるのが効果的なのでしょうか、と聞かれることがあります。最低でも1時間とすすめている場合や、ダイエットの記事などには「有酸素運動は1回につき20分以上連続で行なわないと脂肪燃焼に効果がない」などと書かれていることもあります。

一般的にウォーキングなどの有酸素運動に必要な時間は、最低でも12分以上くらいですが、若いころから運動をよくやってきた人ほど、30分や1時間はすぐ経過してしまいます。しかし、そんな人でも中高年になったら、無理は禁物です。本人の意識と筋力の現状にギャップがあることが多いからです。

ウォーキングを始めるときは、体の様子を見ながら、少しずつ時間を伸ばしていくのが基本です。1時間くらい続ける場合は、20分くらいごとに無酸素運動やストレッチを挟《はさ》み、3回くらいに分けて、**長くても1時間程度**に留めましょう。

一気に1時間歩いてしまうと、体の重みでとくにひざへの負担が大きくなり、軟骨に悪影響が出るリスクが高くなります。しかも、有酸素運動は長く続けすぎると、疲労がとれにくくなります。

20分くらいごとに挟む運動や体操は、PartⅡにあるものから選んで行なってもいいでしょう。

じつは、ウォーキングについての最新研究では長時間まとめて歩くのと、10分程度に分けて同じ時間を歩くことで得られる効果は同じであることがわかってきています。このことには、ひざへの負担は考慮されていませんから、それならひざのことを考えて**10分刻みとか20分刻みで無酸素運動**（筋トレ）**やストレッチを挟みながら歩くことがおすすめ**です。

ウォーキングのスピードは、ぜひ普段より速い速度で歩くことを心がけてください（脈拍なら安静時の1.5倍くらい）。「イチ、ニ、イチ、ニ」などと速めにリズムをとりながら歩くと、ペースをつかみやすくなるでしょう。余談ですが、アメリカ・ハーバード大学の研究チームの報告によれば、血糖値の高い人や糖尿病の患者さんでも、歩く速度の速い人ほど死亡率が低く、また心筋梗塞など血管系の病気にもなりにくいことがわかっています。

ウォーキングのほかに、もう一つ有酸素運動としてよく行なわれているプールでの運動についてお話しします。水の中での運動は、転んでケガをする心配がなく、重力もかからないので、ひざに負担もかかりません。「泳げないわ」という人は、水中を歩くだけでもいい運動になります。むしろ水泳よりずっと中高年に適しているともいえます。陸上で歩くのとは違い、腕で水をかいたり、水の中で脚を動かしたりすると、体は自然にいろいろな動きをします。

水泳については、他の有酸素運動とは呼吸の仕方が異なります。顔を水につけているときは息を止めるからです。若い人が肺活量を増やすためにはとてもよいのですが、中高年にとっては劇的に肺活量を増やす効果は期待できませんし、息を止めると自律神経を乱してしまう可能性も高くなります。

わざわざプールへ出かけるのが面倒という人におすすめの運動があります。それが、ＰａｒｔⅡにある「**グランドスイミング**」です。これは、自宅のリビングや畳の上でできる水泳です。抵抗の強い水中でなくても、水をかくような効果が期待できます。

# 22 筋力づくりの頻度は

## 毎日続けてやらないと効果が薄い？　週に数回で十分？

何事も毎日続けることは難しいものですが、筋力づくりのための運動や体操は毎日続けないと効果が薄れてしまうのかと、患者さんに聞かれることがあります。

運動や体操で負荷をかけられて傷ついた筋肉は回復することで増えていきます。これを「超回復」と呼びますが、このとき効果的に筋肉量を増やすには、傷ついた筋肉を休ませて回復する時間をとってやることです。一般に超回復に必要な休息時間は48～72時間（2～3日）程度とされています。

ですから、同じ筋肉についていえば、週に2～3回程度のトレーニングで十分ですし、そのほうが効果を高めることもできるのです。曜日ごとに筋力づくりの部位を決めてトレーニングをしてもよいでしょう。

同じ部分の筋肉を鍛える強い運動や体操を毎日行なっていると、「超回復」が完了する前に筋肉を使うので、筋肉量が思ったほど増えませんし、かえってもっと筋肉が細くなってしまうリスクもあるので、気をつけてください。

私がすすめている中高年向きの軽度の運動なら、こうした問題はありませんから、毎日続けられます。さらに、運動する部位を変えながら行なえば、安心して続けられます。間を空けてしまうと習慣が身につきにくいことも考えると、こうして部位を変えながら**毎日続けるほうがおすすめ**です。


1日に行なう運動や体操の回数については、同じ動作を反復する体操の場合は、大まかに3～10回程度が目安です。PartⅡにある運動や体操については、それぞれ回数の目安も紹介しています。やっていくうちに「もっとたくさんできそうだ」と思えてきたら、運動の強度を少しずつ強めたり、回数を少し増やしたりしてもよいでしょう。その場合、「もうこれ以上はできない」と思ったら、そこで一度やめてストレッチなどを行ない、また繰り返すようにしてください。

同じ体操や運動でも、ゆっくり行なうか速く行なうかで筋肉への負荷が違ってきます。たとえば、ウォーキングでスピードアップしていくと、筋肉への負荷が大きくなります。その際は、今はどれくらいの速さが限界か見極めながら行なってください。

# 23 筋肉への負荷は常に一定のほうがいい？ 少しずつ高めていったほうがいい？

筋肉に負荷をかけることで筋力がアップすることはわかりますが、中高年になると、あまり体に負担がかかる運動や体操は不安なものです。

年齢に応じた運動の強度はどうしたらわかるのか、その目安はどうしたらわかるのか、こんな質問を受けることがあります。

繰り返しますが、中高年からの筋力づくりの基本は〝**ゆっくり動かす**〟ことです。いちばんの理由は、短時間で効果を得ようとして負荷をかけすぎると、ケガや転倒などのリスクが大きくなるためです。

スポーツ選手などを見ていますと、かなり激しい運動をして筋力づくりに励んでいます。ですから、そのほうが効果的と考えがちですが、スポーツ選手でも無理をしすぎてケガをしてしまうことがあります。しかも、激しい運動は体内が酸化しやすくなるという問題もあります。

骨にも同じことがいえます。骨は強い刺激を与えられると、骨折したりヒビが入ったりする危険があります。

じつは、軽い負荷を与えるだけで骨をつくる細胞が刺激され、カルシウムの生成がうながされるため、骨は十分丈夫になります。

それだけではありません。運動をするときの主なエネルギー源は糖と脂肪ですが、激しい運動では糖が多く、軽い運動では脂肪が多く使われます。軽い運動を続ければ、脂肪を効率よく燃焼させ、中高年期の肥満や生活習慣病を予防することもできます。

このように、健康のための運動は、けっして激しいものである必要はなく、軽いもので十分効果があります。筋力づくりのための運動も同様で、激しく筋肉を動かさなくても十分効果が期待できます。

具体的な目安としては、**「軽く息が弾む」**くらい、あるいは**「運動をしながら会話はできるけれど、歌うのはちょっときつい」**くらいです。

こんな実験があります。被験者に「健康上の効果を得られそうな範囲で、できるだけ軽めに歩いてください」とお願いしたところ、大多数の人は「だらだら」としたペースで歩いたそうです。普通に〝軽めの感覚〟というのは、こんな感じなのだと思います。

しかし、これではせっかくの運動も効果が半減してしまいますので、運動しながら歌ってみて、ちょっときついかなというのが目安としていいと思います。ぜひ試してみてください。

そうして運動を続けていると、しだいに運動の強度は変化してきます。なぜなら、少し強めの運動をしていると、**体がその運動に適した状態に少しずつ変化**していくためです。もちろん筋肉量もその運動をこなしやすいように増えてきます。

こうなると、体は物足りなくなるので、もう少し強めの運動がしたくなります。そうなったら、**少しだけ強度を上げましょう**。これが運動を続けるためのポイントの一つです。

ただし、やりすぎは禁物です。

# 24 筋肉に痛みを感じたらしばらく休むべき？　酷くなければ続けたほうがいい？

運動をして傷ついた筋肉が回復することで筋肉量が増えるとしたら、筋肉痛になるくらいでないと効果はないのでしょうか。そもそも筋力づくりと筋肉痛にはどのような関係があるのでしょうか。

筋力づくりをしようと思って運動や体操をしても、ある程度筋肉痛がないと、ちゃんと筋肉に負荷がかかっているのか心配になるかもしれません。しかし、現在の研究では、筋肉痛と筋肉量の増加には、特別な関係はないといわれています。

むしろ、筋肉痛が辛いと、運動への意欲が下がってしまうこともあり得ます。とくに**中高年の筋力づくりでは、筋肉痛になるほどの運動は避けたほうがいい**でしょう。

とはいえ、筋力づくりのために筋肉を縮めたり伸ばしたりする場合、筋肉には適度な刺激が必要です。マッサージなどで、適度な刺激のことを「痛気持ちいい」と表現することがあります。筋力づくりでも、この「痛気持ちいい」という感覚がキーワードになります。つまり、**「少し痛みに似た刺激があるが、不快というほどではない。10秒程度なら十分耐えられる」**という状態がいいのです。

ですから、「気持ちがいい」だけの刺激では、筋肉を鍛えるまでの効果は期待できません。反対に、「痛い」と感じるほど強い刺激はケガのリスクが高くなってしまいます。**運動後3日経っても筋肉痛が治まらないときは、痛みを我慢して運動を続けることは避けてください。**それでは効果がないばかりか、痛みを感じる部位をかばって他の筋肉に負担がかかったり、そもそも正しい運動ができなくなったりするからです。

万一、強い運動を行なって、ひどい炎症などが起こった場合は、すぐに冷却枕などを当てて冷やすようにしてください。あるいは湿布薬を使ってもよいでしょう。

体の調子がいいと、つい、いつもより長時間ウォーキングをしてしまうことがあります。そのあとで筋肉痛が起こることがあるかもしれません。こんなときは主に遅筋の筋肉痛であることが多いでしょう。であれば、ウォーキングの時間を少し短くして続けてもよいでしょう。こんなとき、筋肉痛を理由に一度休んでしまうとサボリ癖がついてしまいやすいものです。なお、筋肉痛を防ぐためには運動後のストレッチがたいへん有効ですし、入浴などで筋肉をほぐすのも有効です。

# 25 年齢による俊敏性の衰え防止には速筋優先で鍛える？　遅筋優先でも鍛えられる？

私たちの体の筋肉は、年齢とともに速筋中心から遅筋中心に変化していきますから、年をとったら俊敏性が衰えるのは仕方ないことかもしれません。それでも筋肉の鍛え方によっては、中高年でも俊敏性を維持できるのでしょうか。

遅筋はゆっくりと収縮する性質の筋肉です。**中高年になるほど遅筋より速筋の衰えが早く進む**ので、俊敏な動きが難しくなるのです。だからといって、そのままにしていると、突然の変化にますます対応しにくくなります。

でも、あきらめることはありません。中高年に合った速筋の鍛え方があります。それをやる中高年と、やらない中高年では俊敏性に大きな違いが出てきます。

中高年の方が速筋を鍛えるには、**主に遅筋を使う有酸素運動を行ないながら、そこに速筋を使う無酸素運動を取り込んでいくのがいい**のです。

速筋は収縮速度が速く、咳《せき》やくしゃみ、とっさに体を動かすようなときに使われます。走ったり重いものを持ち上げたりと短時間に集中して使うような運動のときにもよく使われます。

速筋だけでなく遅筋も年齢とともに衰えていきますが、そのスピードは速筋のほうが速いので、高齢になるほど瞬発力の衰えのほうが目立ってくるのです。しかし、じつは運動量の減少によって衰えやすいのは遅筋なのです。

「座る、立つ、歩く」といった基本動作は主に遅筋によりますが、その動作が思うようにできなくなってきたら、かなり遅筋が弱くなっていると思ってください。それに連動して速筋の衰えも加速しますから、俊敏性の低下はさらに進みます。

運動量を増やすことで、まず増えやすいのは遅筋です。中高年の体に負担の少ない軽い運動（有酸素運動）から始めて、徐々に速筋を鍛える無酸素運動を取り入れていけば、年齢の割に動きがいい体を維持することができるでしょう。

PartⅡの体操や運動は、そのような考え方に基づき、私が長年かけて考案したものです。ぜひ試してみてください。

## 26 歩き方によって鍛えられる筋肉の種類は まったく違ってくる？ それほど関係ない？

私は今から30年以上前に、医療の面から見ても、速歩で歩くことが健康のためにたいへん効果的であると力説しました。しかし、そのころはまだ、歩くことの重要性が認識されてはいませんでした。

今は状況が変わり、健康にいいからと歩く人が増えています。研究分野でも、65歳を超えた高齢者の生存率が、歩行速度と強い相関関係があることもわかってきています。

では、筋肉との関係で歩く動作を考えるとき、歩き方によって鍛えられる筋肉は違ってくるのでしょうか。

歩行に必要な筋肉は脚部だけにかぎりません。ハムストリングスや腸腰筋などの体幹筋も使いますし、腕を振って歩けば腕や肩の筋肉も関係してきます。歩き方によっては、全身の6割以上の筋肉を使うことになります。

歩くことは基本的に有酸素運動なので、主に遅筋を鍛えることになります。歩く早さや歩幅を変えると、負荷がかかる筋肉の種類が違ってきますし、負荷の大きさも違ってきます。

筋力づくりにいい歩き方は、**背筋を伸ばし、ひざを伸ばして大股で歩くこと**です。次頁に正しい歩き方についてのポイントを紹介しています。ぜひ参考にしてみてください。

一方、猫背でひざを曲げた歩き方は、ひざや腰にかかる負担が大きくなります。猫背の姿勢は、体の前面と背面にある筋肉を使うときのバランスを悪くします。また、ひざを伸ばしきらず曲げたまま歩くと、速筋であるふくらはぎの筋肉に負荷がかかり続けるので、疲れやすくなります。

## 正しい歩き方

基本の立ち姿勢をキープしたまま
ウォーキング！

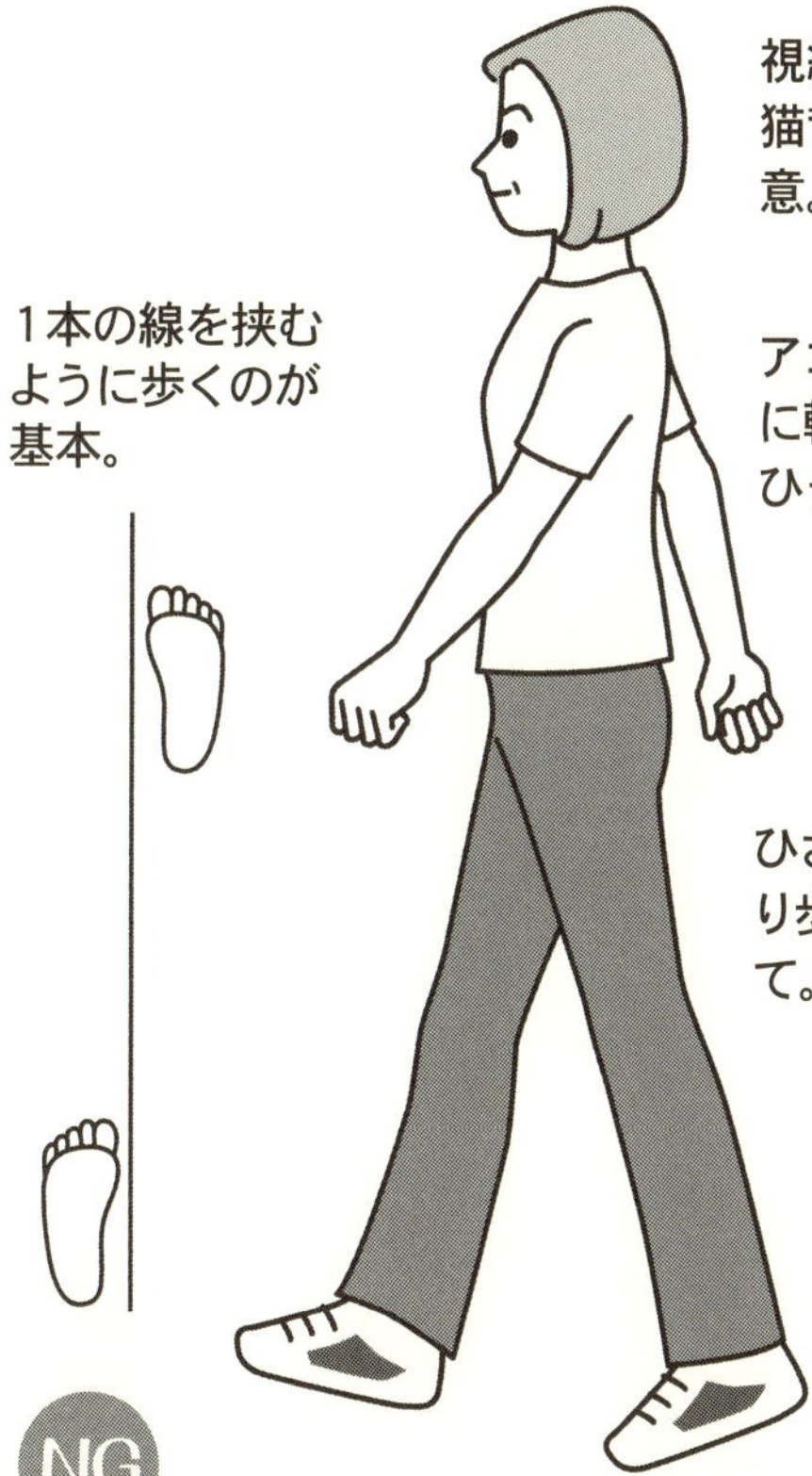
視線はまっすぐ前へ。猫背にならないよう注意。
アゴを少し引いてお腹に軽く力を込める。ひっこめるイメージで。
ひざを伸ばして普段より歩幅は広めを意識して。
かかとから着地→親指のつけ根でけり出す。


**NG**

背中を丸め、常にひざを曲げて歩く「ひざ歩き」は×。歩くたびに頭が上下し、体が左右にゆれるので、ひざ・腰への負担が大きくなります。

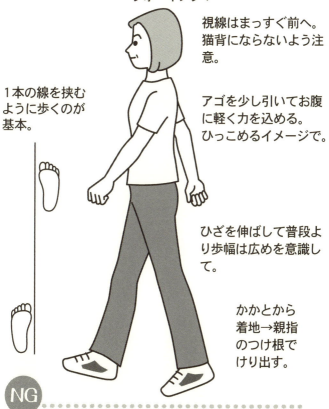

## 〈コラム〉歩き方による運動強度の違い

歩き方は、歩く速度に応じて「緩歩《かんぽ》」「平常歩」「速歩」の3つに分類されます。

**「緩歩」**

おしゃべりしながら歩くくらいで、1分間に60メートルくらいの速度です。この歩き方は、頭の働きを活発にするのに向いているといわれます。

**「平常歩」**

通勤、通学などで平坦なところを歩くくらいです。1分間に70メートルから75メートルくらいの速度です。多くの人にとって、この歩き方がいちばん楽な歩行であるといわれています。

**「速歩」**

歩幅を広くして、サッサッと風を切るくらいです。1分間に90メートルほどの速度です。この歩き方だと、脚だけでなく腕を大きく振り全身を使って歩くため、体全体の筋肉を鍛えるのに向いています。健康増進にもっとも適した歩き方です。

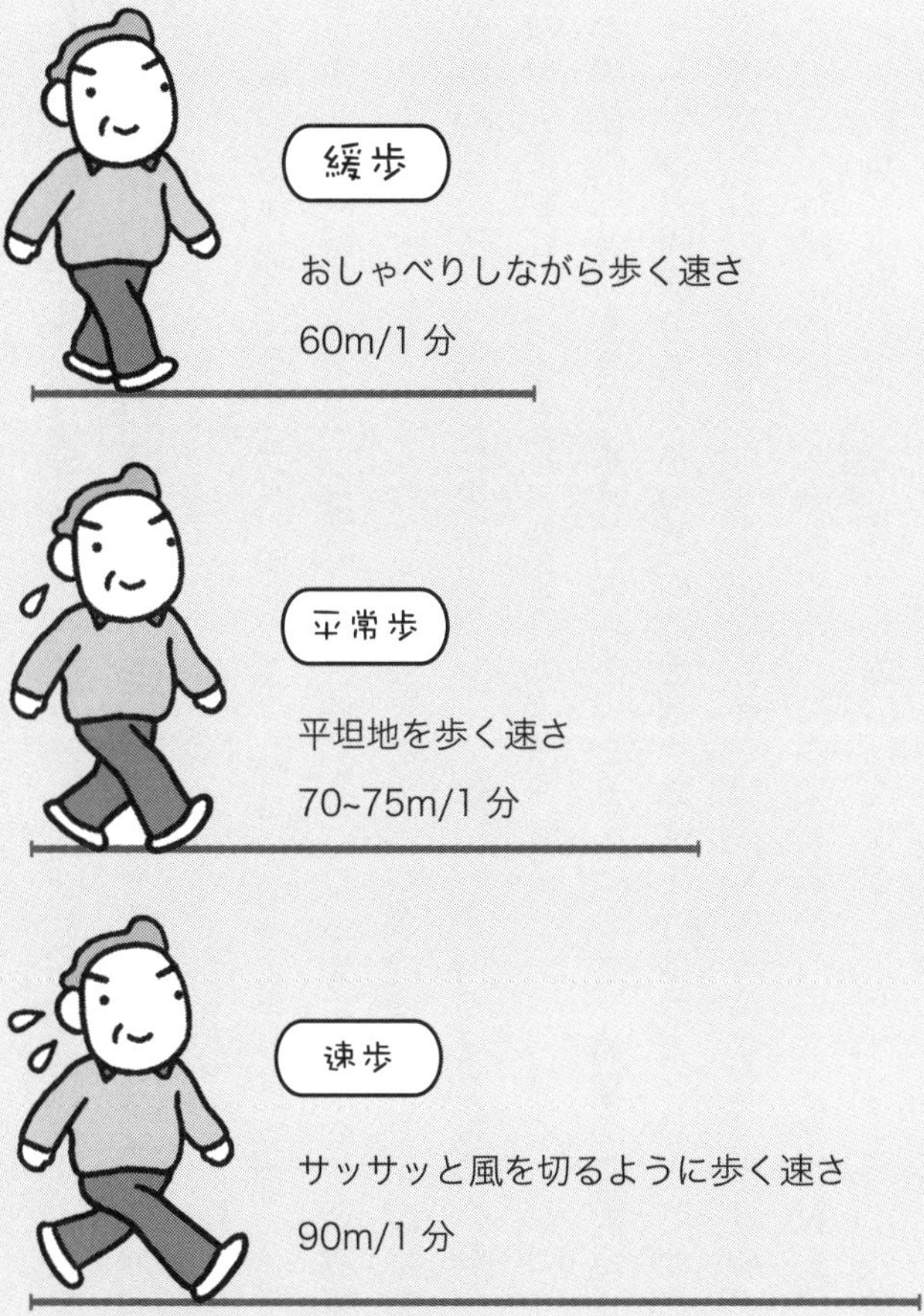


「速歩」は全身を使って歩くため健康増進にもっとも適している

# 27 運動と食事のタイミングは

# 食前の運動のほうが効果的？　食後のほうが効果的？

「空腹のときに運動をすると、脂肪がよく燃焼するから」という理由で、食事の前に運動をする人がいる一方で、「運動後は吸収がよくなるから、すぐには食事をしない」という人もいます。筋力づくりの運動効果は、どちらのほうがいいのでしょうか。

実際のところ、運動の効果が出やすく、体にもよいのは空腹時の運動です。満腹な状態での運動は、何より体に負担がかかります。

食事後の内臓の働きを考えると、もっともよいのは、**食事の直前3〜5分前にスクワットや3分間程度のちょっとした運動や体操を行なう**ことです。それが、食事で得る栄養がきちんと吸収され、不要なものが排出されるのにピッタリのタイミングです。

じつは、腎臓は筋肉づくりに欠かせない栄養素であるタンパク質を濾過《ろか》してクレアチニンとして排泄しますが、その一部は筋肉などにまわります。この腎臓の働きを筋肉の栄養吸収に活用するためにも、食事前に運動をしておくといいのです。3分間程度の運動であれば、空腹であっても胃に強い刺激を与えることはありません。

食事は、効果的に筋肉をつけるためにも食べる順番に気をつけましょう。理想は、**「野菜→肉や魚などのタンパク質→炭水化物→果物やデザート」**という順番です。野菜の中でも糖質が多いジャガイモやニンジンは、食事の後半に食べるようにしましょう。

また、**運動の前後には必ず水分を摂りましょう。**運動によって体は酸素を取り込みますが、細胞が酸素を利用して新陳代謝を行なうには、水が必要だからです。これを加水分解といいますが、このとき水分が不足すると、糖が尿に出ないまま酸化糖となって循環し、細胞を悪化させます。

なお、食事の最後に果物やデザートを食べるのがいいのは食後のインスリンの分泌をうながすためです。それにともない、さまざまなホルモンや消化液も分泌されます。

ちなみにインスリンといえば糖尿病に関わるホルモンですが、糖尿病の患者さんが同じ処方薬を飲んでいても、運動をしているかどうかで薬の効き目は異なります。しかも運動時に水分を十分に摂っている患者さんほど代謝が改善して薬の効き目がよくなります。細胞での代謝にはＴＣＡサイクル（クエン酸回路）という行程がありますが、これには水分が必要です。ですから、運動しながら水分を摂ると代謝がより活発になるのです。

こうした仕組みの重要性を再認識した私は、薬の効果を上げるためにも、治療に運動を取り入れること、しっかり水分補給することをすすめています。


食後に食器を片付けたり、ストレッチをしたりといったふうに軽く体を動かすと、消化吸収を助けます。**すぐに横になるのはよくありません。**とくにお腹まわりに脂肪がつきすぎている人は避けてください。

体型や症状によって違いますが、お腹まわりに脂肪が多すぎると、横隔膜が上に押し上げられ、食道裂孔が開き、胃袋も上がるので、逆流性食道炎になりやすいのです。思い当たる人は、食後30分間ほどは立ったり座ったりと姿勢をいろいろ変えるのがよいでしょう。ただし、どんな人でも、**食後30分は激しい運動は控えましょう。**

## 〈コラム〉筋肉運動には水分補給も大切

高血糖状態が続くと糖とタンパク質が結びつき、強い毒性をもち、老化の原因とされる糖化タンパク質をつくります。とくに、血管内の余分なブドウ糖と赤血球のタンパク質であるヘモグロビン（Ｈｂ）が結合した糖化タンパクの一つヘモグロビンＡ１ｃ（ＨｂＡ１ｃ「ゴミタンパク」）は糖尿病と密接な関係にあります。筋肉細胞には、このＨｂＡ１ｃを加水分解（化合物と水が反応し、水の水素を点火薬に使って分解）して、エネルギーに変える働きがあるのです。

ところで、細胞でエネルギーを産生するシステムには、酸素を使わず栄養素からＡＴＰというエネルギーを産生する「解糖系システム」と、酸素を使ってＡＴＰを産生する「ミトコンドリア系システム」の二つがあります。無酸素運動では解糖系が主に作用し、有酸素運動ではミトコンドリア系が作用します。この一連の過程にはすべて水が必要なのですが、とくに後者では、酸素だけでなく水分が必要です。水分を十分摂ることでエネルギー産生が高まるからです。糖尿病患者さんが正しく薬を服用し運動もしているのに症状が改善されないとしたら、水分の摂取が不足している可能性があります。

# 28 運動時はどの筋肉を使っているか 意識したほうがいい？ 気にしなくていい？

ふだん体を動かすときは、どの筋肉が動いているか、ほとんど意識していないと思います。しかし筋力づくりをするときは、どの筋肉が動いているか意識したほうが効果的なのでしょうか。

私たちが体を動かしているとき、普通は意識しなくてもさまざまな筋肉が助け合って効率的に動いています。しかし、筋力づくりのために運動や体操をするときは、鍛えたい筋肉を意識して負荷をかけたほうが効果的です。意識しないと、いろいろな筋肉に刺激が分散してしまい、鍛えたい筋肉に負荷がかかりにくくなるからです。

使いたい筋肉への意識づけの有無によって、筋肉の成長に違いがあるかどうかを比較した研究によると、①「上腕二頭筋が動作を行なっていることに意識を集中してダンベルを使ってトレーニングをした場合」と、②「ダンベルを上げることだけに意識を向けてトレーニングした場合」とでは、①のほうが上腕二頭筋の活動が大きかったといいます。このことは、その筋肉に意識を向けるほうが、より筋肉を働かせることを示しています。

ですから、**筋力づくりの効果をアップするには、今どの筋肉を鍛えようとしているのかを意識するほうがいい**のです。運動や体操をするとき、動いている筋肉を意識した場合と、意識しない場合で、どんな違いがあるか自分で試してみてください。意識したほうが筋肉に負荷がかかっていると感じる方が多いと思います。

筋力づくりをしようと思って運動や体操をするとき、勢いをつけたり反動をつけたりすると、目的の筋肉を正しく刺激できない場合があります。こうしたことを防ぐためにも、使う筋肉を意識して丁寧に体を動かすほうがいいのです。

一回くらいでは大きな差になりませんが、毎日続けるうちに「意識をするかどうか」で、筋力アップの効果の差は広がっていきます。たとえ何かをしながら「ながら運動」をするときでも、少し動いている筋肉を意識してみてください。意外に差が出てくるはずです。

# 29 筋力づくりをすると筋肉は硬くなる？ 硬くならない？

「筋トレをすると筋肉が硬くなる」という説があります。これは本当でしょうか？

じつは、**筋肉量と体の硬さに関係はありません**。しかし、**運動の仕方によっては、筋肉はつくけれど体が硬くなってしまうことがあります**。

筋肉が常に緊張している状態のままで、脱力してリラックスする時間をもたないと、筋肉は固まっていきます。

たとえば、猫背の状態が続いて体が前に傾いたままだと、大腰筋が働き続けることになり、筋肉が硬くなって腰痛が起こる原因になります。

ボディビルなどで筋肉を大きくする場合は筋肉に大きな負荷をかけ続けますが、高年になってこれをやると、筋肉が硬くなるリスクが高くなるので向いていません。中高年になって筋肉を鍛えるとき、**筋肉の柔らかさや体の柔軟性を保つためには、筋肉を緊張させた状態を続けすぎないことが重要**です。

それには、有酸素運動を中心にした軽い運動や体操が向いていますし、そこに無酸素運動やストレッチを挟むのがいいのです。

雪が深い地方の日本庭園などでは、冬場、松などの樹木に「雪吊り」をします。これは、木の枝が雪の重みで折れてしまわないようにという配慮です。太く固く見える木の枝は丈夫な反面、固いためにしならず、重力が加わると折れてしまうのです。一方、たとえば柳の枝はとても細いのに、とてもしなやかでよく曲がり、重力を受け流します。筋肉も同じで、大きな力がかかっても柔らかいほうが力を受け流せるため、ケガなどしにくいのです。

腰痛を例にしましょう。腰は、かがむ、そらす、ひねるといった多様な動きをします。その際、腰の周囲の筋肉が柔らかければ、さまざまな動きが無理なくできます。しかし、筋肉が硬くなるとうまく曲げることができません。無理に曲げようとすると力がかかりすぎて、痛めてしまう危険性があります。

さらに、筋肉が硬いと血液が流れにくくなり、疲労物質（乳酸）や痛みを起こす物質もスムーズに排出されにくくなります。その分、痛みが起こりやすかったり、疲労感がなかなか抜けなかったりします。

たとえば腰を曲げるときは、太ももの裏側の筋肉が伸びて骨盤が傾き、腰と一緒になって曲がります。それによって腰への負担が少なくなります。ところが、太ももの裏側の筋肉が硬くて伸びなければ、腰だけで体を曲げることになり、腰への負担が増してしまうのです。

このような腰の動きにまつわる筋肉の硬さを防ぐには、ストレッチで足腰の筋肉を柔らかくし、関節を柔らかくしておくことが必要です。それによって、腰の疲れが少なくなり、腰への衝撃も和らぎ、腰の不調も生じにくくなります。


ストレッチを行なうときのコツは、無理して伸ばさず、気持ちよさを感じる程度で留めることです。軽い炎症があるようなら「冷やして温める、冷やして温める」を何回か繰り返してみてください。私はこれを「温冷交互療法」と呼んでいますが、これを行ないながらストレッチをするのもいい方法です。

朝起きがけに、ベッドや布団の上でストレッチをして筋肉や関節を柔らかくして一日を始めるのもいいでしょう。

# 30 筋力づくりをすると骨粗鬆症は防げる？　骨の強さに影響はない？

年をとると背が低くなるといわれます。それは骨が劣化し、椎間板がつぶれるからですが、それには筋肉量の減少も関係しているのでしょうか。

骨の劣化には、年をとるにつれて運動量が減少し筋肉量が減少することも関係しています。**筋肉が衰えると、骨と関節も一体となって衰えていく**からです。実際に、骨量が減少したり骨粗鬆症が起きたりしている患者さんの体を診ると、必ず筋肉と関節も弱くなっています。

赤ちゃんの体の成長を見ると、筋肉と骨と関節の３つが一体となって発達することで体の動きが安定し、しっかり歩けるようになります。逆に体が衰えるときも同じです。３つが連動して衰えていき、姿勢が崩れて転んだり、つまずいたりしやすくなるのです。

**筋力づくりをすると、筋肉が鍛えられるのと同様の仕組みで、骨も丈夫になります。**

というのも、骨も筋肉同様、負荷をかけることが刺激になり、その刺激による傷を修復するためにカルシウムやコラーゲン繊維が集まって骨をより丈夫にするからです。

椎間板などの軟骨組織も、負荷をかけることで丈夫になります。軟骨組織は負荷を受けると、押されたスポンジのように反発して周囲の組織から栄養や酸素を吸収します。反対に、体を動かして負荷をかけなければ、軟骨には栄養素や酸素がきちんと補給されず、劣化しやすくなるのです。

骨の中には毛細血管がたくさんあり、骨に栄養を運んでいます。骨のまわりの筋肉はその毛細血管の血流を助ける働きもしています。この点でも、筋肉づくりによって骨も丈夫になることがわかります。

筋肉量が減少して脂肪をエネルギーに変換する効率も下がると、筋肉に脂肪が溜まりやすくなります（私はこれを「**脂肪筋**」と呼んでいます）。じつは骨にも同じことが起こります。骨密度が低下すると骨に脂肪が溜まりやすくなるのです（私はこれを「**脂肪骨**」と呼んでいます）。私はこのことをＭＲＩの画像で確認していますが、正常な骨

# コツコツ骨叩き

適度な刺激は骨の強度を高めます。ちょっとした時間の合間にやってみましょう。

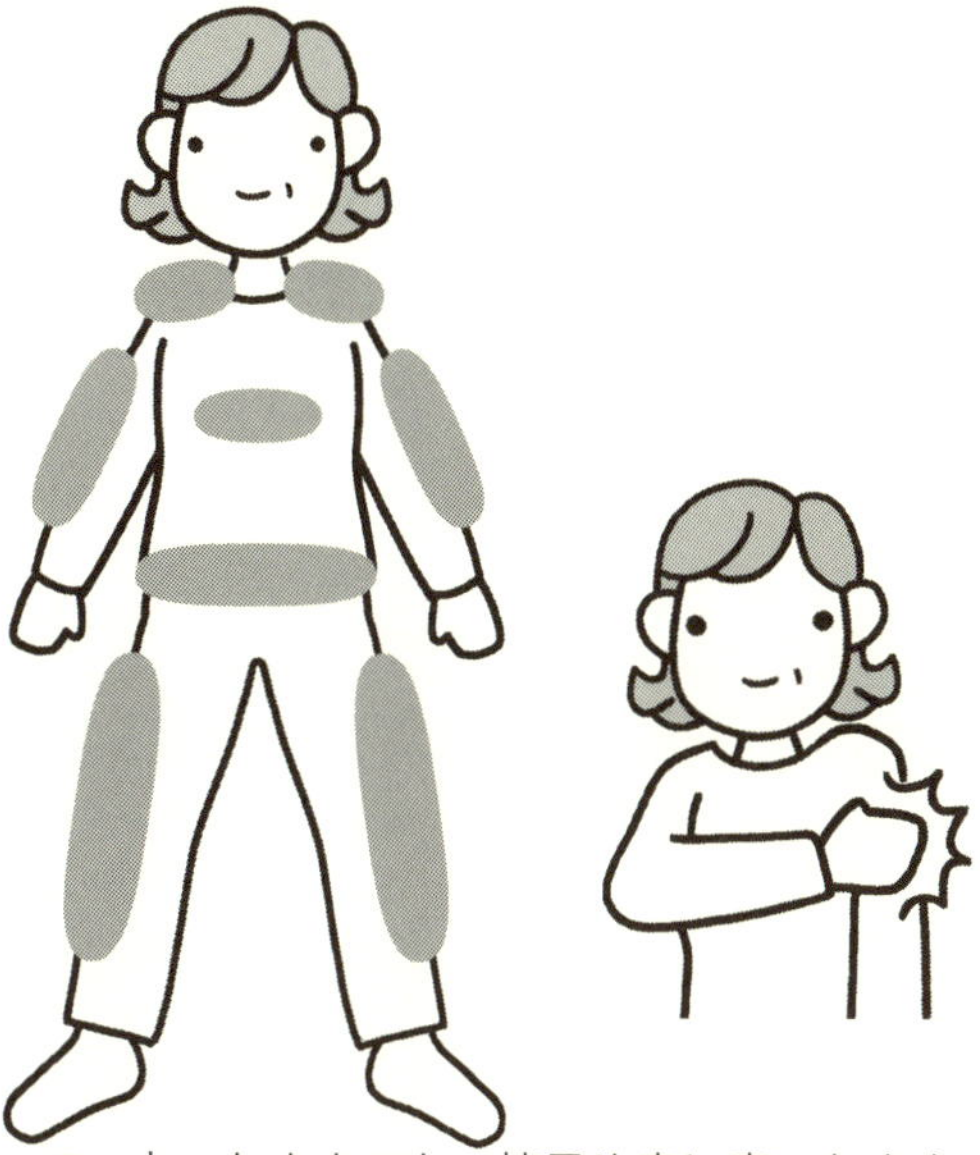

**1** 立ったままでも、椅子や床に座ったままでもかまいません。頭、肩、腕、胸、腰、脚の骨の部分を順番に拳で軽くリズミカルにコツコツと叩いていく。同じ部位を30回ずつ、１日に２～３回行なう。

**2** 時間が取れるときは全身をまんべんなく叩く。仕事の合間などちょっとした時間に、手の届く範囲の骨の部分をコツコツと叩いてもよい。

**ポイント**

骨折しやすい大腿骨と前腕部は重点的に叩きましょう。机の上に手を置いて叩くとより効果的。

には見られない脂肪の蓄積を示す部分が目立ちます。脂肪骨になると骨の質が低下します。とくに脊椎が脂肪骨になると、圧迫骨折を起こしやすいので注意が必要です。筋力づくりをして筋肉量が増えると、さらに体を動かすことが増えて骨にも負荷がかかり、骨を刺激します。また、筋肉量が増えるほど体内脂肪の代謝も活発になるので、脂肪骨になるリスクも小さくなります。

運動のほかに私が患者さんにおすすめしているのが前頁の「コツコツ骨叩き」です。やり方は、自分で骨を軽くリズミカルにまんべんなく、すみずみまで叩くだけです。とても簡単ですが、この「コツコツ骨叩き」を行なった人と行なわなかった人の骨量検査を行なったところ、骨密度（骨塩定量）に明らかな差が認められました。

中高年、とくに閉経後の女性は女性ホルモンのエストロゲンが減少することにより、骨の新陳代謝のバランスがうまく調整できなくなり、骨量が低下して骨密度が下がりやすくなります。骨粗鬆症を予防するためにも、適度な運動をして、気づいたときにはこまめに「コツコツ骨叩き」も行なってください。

コツコツと叩くことで骨の血流を促進するのが目的ですから、軽く骨に響くくらいの感じでやってみてください。

Part

II

# 図解

# すぐ実践できる60歳からの体にいい運動・体操

――あなたに必要な運動・体操がすぐ見つかる！

## 1 日本人の65％は運動不足

診察していますと、皆さんがよくこうおっしゃいます。

「生きているかぎりは、寝たきりにならず、元気でいたい」

一生、寝たきりにならないで、死ぬ直前まで自由に歩ける体だったら、どんなに幸せなことでしょう。

ところが、日本人の寝たきりになる割合は高くなる一方です。しかも65歳以上で寝たきりになった場合、ほぼ半数の人が3年以上寝たきり状態が続くという統計があります。

では、寝たきりにならないために、死ぬ直前まで自由に動ける体であり続けるために何をすればよいのでしょうか。そのために必要なことは、じつは誰でもできることです。それは、体を動かすこと。自分の体の状態に合った運動を生活のなかに取り込んで、筋力の低下を防ぐことです。

皆さんは毎日、運動をしていますか？

世界保健機構（ＷＨＯ）の統計によると、15歳以上の日本人の約65％が運動不足であるといわれます。ＷＨＯの定義によると、１週間に30分以上、適度な運動をしていないと「運動不足」です。その基準に従えば、なんと日本人の３分の２は、１日あたりたった5分の運動ですら、していないことになります。

皆さんは、「運動」というと水泳とかダンベル、スポーツジムでのトレーニング、さらにマラソンやテニス、サッカーなどのスポーツを思い浮かべるかもしれません。しかし、体を動かすためのいちばんの基本は、歩くことです。そして、**筋肉を鍛える運動の基本も歩くこと**なのです。

人類歴史の大部分は、生きるために否応なく体を動かさねばならない状況に置かれていました。それが、この1、２世紀の間にほとんど体を動かさなくても生きていける状況に変わってきたのです。

とりわけ現代は、ほとんど体を動かさなくても生活できる環境になっています。洗濯や床掃除などの家事は家電がやってくれますし、どこかへ出かけるときは、わざわざ長い距離を歩かなくても自動車やバス、電車などを使えば楽に移動できます。駅や役所、スーパーマーケット、ショッピングセンターなどでは、階段を使わなくてもエスカレーターやエレベーターが運んでくれます。長い時間座ったままで仕事を行なうこともできますし、家から一歩も出なくても必要な物を配達してくれます。

改めて、皆さんの毎日を振り返ってみてください。動物の仲間である私たち人間の生きる基本は動き回ることなのに、文明が進歩するほど私たちは動物であることを忘れていくようです。**便利なはずの生活が、運動不足を招き、老化を加速させているともいえるのです。**

## 2 体のメンテナンスをするかしないかの差は高齢になるほど大きくなる

運動不足はやがて、筋肉量の減少を招きます。人間の能力は、記憶力も筋力もそのほかの機能も同じで、使わなければどんどん衰えてしまいます。

老化は誰もが避けられないものだと思うかもしれません。しかし、老化の進み方には個人差があります。同窓会などで、同じ年齢の人たちが集まっているはずなのに、とても同じ年齢とは思えないほど若々しい人に出会うことはないでしょうか。

同じ60歳でも、活力年齢（老化度の指標）に20歳も個人差があることは珍しくありません。それほどの違いが生じる原因は遺伝のほかに、それまでの食事や運動などの生活習慣、職業、病歴などによっても変わってきます。とくに**毎日体をよく動かせば、体力低下の度合いを小さくすることができますし、年齢よりも若い活力年齢を保つことができます。**

70歳を過ぎると、筋肉の量と質は若いころより格段に低下し、体力の低下も著しくなります。しかし、それまでによく運動をしてきた人ほど体力の低下は小さくてすみます。とくに全身持久力については年齢による影響よりも、日ごろの運動状態による影響のほうが大きいことがわかっています。

つまり、高齢になるほど、日ごろの運動習慣で筋力や体力、持久力の差が大きくなるのです。

## 3　100歳まで続けられる運動習慣を身に付ける

「では、今日からでも運動を始めよう！」

すぐに行動に移せることは素晴らしいことです。しかし、運動の内容については、ぜひ吟味してほしいところです。

運動といってすぐに思い浮かぶジョギングやエアロビクス、テニス、マラソンなどは、これまで運動習慣がなかった中高年者にはハードルが高いと思います。それどころか、ケガや転倒、骨折のリスクと背中合わせなのです。

先ほどお話ししたとおり、歩くことが基本ですが、室内でできる軽い運動や体操でもかまいません。それこそ、小さな子どもさんにもできるような簡単で危険のない運動でかまいません。

まずは、少しだけ意識して体を動かしてみることから始めてみましょう。**1日たった5分でも1週間続ければ35分**です。これで、ＷＨＯの「運動不足」の基準を上回ることもできます。

本書で紹介する運動や体操は、「運動が苦手」「運動は面倒」という人でも、毎日続けやすいものばかりです。それでも続かないという人向けに、生活の動きにちょい足しする（少し加える）だけで筋力づくりができる**「ながら運動」**や**「ながら体操」**も多く含まれています。

テレビを観ながら、ゴロ寝しながら、台所仕事をしながら、お風呂に入りながら、本や新聞を読みながら、歯磨きしながら、気軽に効果的な筋力づくりに挑戦してみてください。無理に屋外で運動しなくても、体内のサイクリックＡＭＰは「ながら運動」「ながら体操」で十分に活性化できます。

**運動を長く続けるには楽しくやること**です。本書の運動や体操には、いろいろと楽しい名前を付けていますが、これも楽しい気持ちで取り組むための仕掛けです。

## 4　中高年からの筋力づくりの基本は〝ゆっくり動かす〟こと

日ごろ運動をしない方や高齢の方が、急に腕を伸ばしたり脚を伸ばしたりすると、筋肉や筋《すじ》、神経、血管などを痛めてしまうことがあります。とくに高齢になると、筋肉には若いときほどの弾力性がなく硬くなっていくので、急に動かすと筋肉がビックリしてしまうのです。

ですから、負荷をかけすぎないように「**ゆっくり**」「**徐々に**」「**小刻みに**」体を動かすことが、中高年の運動の基本です。若いころから体を鍛えている方は物足りなく感じるかもしれませんが、筋肉量の急速な低下が進む50歳を超えたら、それまでの感覚をいったん離れて現在の体に合わせた筋力づくりを考えてみましょう。

## 5 医療現場で生まれた筋肉にいい運動

一般に「筋肉を鍛える」というと、ボディビルダーのようなマッチョな筋肉づくりや、特定のスポーツのための筋肉づくりなどを思い浮かべますし、それについての書籍やインターネットの情報はたくさん出回っています。しかし、中高年期の筋肉の重要性や鍛え方については、ほとんど確かな情報が見当たりません。

たとえば、「まだ元気だから」と、それまであまり運動していなかった中高年の方がある日いきなり運動すると、筋肉痛がひどくなったり、体がだるくなったり、筋肉けいれんを起こしたりします。

それほど運動しないまま中高年になると、筋肉の細胞膜の酸素を取り込む機能が低下してきます。その状態のままいきなり運動すると、筋肉細胞は必要な酸素を十分取り込むことができません。それで、筋肉痛やだるさ、けいれんなどのトラブルが起こるのです。

ですから、中高年の筋肉の性質について正しい情報がないまま「よかれ」と思って始める運動が、トラブルの原因になってしまうこともあるのです。

そこでＰａｒｔⅡでは、そうした中高年の筋肉の特性をわかりやすく説明するとともに、とくに筋肉量が急減する50歳代を経た60歳代、70歳代、80歳代になっても無理なく続けられる、筋肉にいい簡単な運動法を具体的に紹介しています。

**これらの運動や体操はすべて、私が医療現場で実践指導しながら、その効果を確認したものばかり**です。ただし、体に違和感があったら、医師にご相談のうえ、行なうようにしてください。

## 6 超簡単！ 周東式オリジナル体操

ここからは、私が臨床現場で開発した超簡単オリジナル体操をご紹介します。**自分に合う運動を3～4種類選んでワンセットにし、朝と晩に3分くらいずつ行なう**ことをおすすめしています。こうするだけで、まちがいなく筋力づくりができます。

どの運動も強度はそれほど高くないので、毎日同じ運動をしても筋肉に負担はかかりません。飽きっぽい人や体のさまざまな部位をまんべんなく鍛えたいという人は、日替わりメニューにしてもよいでしょう。

運動を行なう際は、**健康な自分の姿をイメージしながら運動**しましょう。これは一種の自律訓練法で、運動効果は何十倍にもなると私は思っています。プラスのイメージを持ちながら運動していると、脳内ホルモンが自律神経のバランスを整え、免疫力・自然治癒力が高まり、病気になりにくい体質になります。

どれも負荷の軽い運動や体操なので、すぐに大きな変化は現われませんが、ケガや転倒、骨折などのリスクがほとんどないので、続けさえすれば着実に筋力がつきます。

## 周東式オリジナル体操

## (1)コルセット(骨盤まわりの筋肉＝腸腰筋と大腰筋)の筋力づくり

普段の生活のなかで、現代人はとくに腰を動かす機会が圧倒的に少なくなっています。それは、座っている時間がどんどん長くなってきているからです。腰周辺の筋力が低下すると、体の動きが悪くなるだけでなく、内臓が下垂して腸の働きも悪くなりますし、下腹部に脂肪も溜まりやすくなります。

骨盤内腔の筋肉が鍛えられると、「**筋肉コルセット**」(P33参照)をした状態になり、**腰椎が守られ、腰痛も起こりにくくなります**。また、筋肉コルセットを鍛えるための運動を行なうと、**体全体の脂肪の代謝に対する効果も期待**できます。

「**ゴキブリ体操**」は、体への負担が少なく、骨盤内腔にある筋肉を中心に鍛えられます。このネーミングはどうかなと思いましたが、名前にインパクトがあり、体の動きがイメージしやすいと、患者さんには大好評です。ひざ痛や腰痛があっても負担をかけずに運動することができるので、大いにおすすめしています。

上半身と下半身は、主に背骨と足をつなげる大腰筋、骨盤と足をつなげる腸骨筋によってつなげられています。その働きによって、姿勢を維持して体の軸を安定させたり、歩くときに太ももを持ち上げたりできるのです。中高年になって、つまずいたり、転倒しやすくなったりするのは、これらの筋肉量の減少も関係しています。

ですから、**大腰筋や腸骨筋を鍛えれば、体の軸を安定させ、歩く力を強化**することができます。

### 大腰筋と腸骨筋

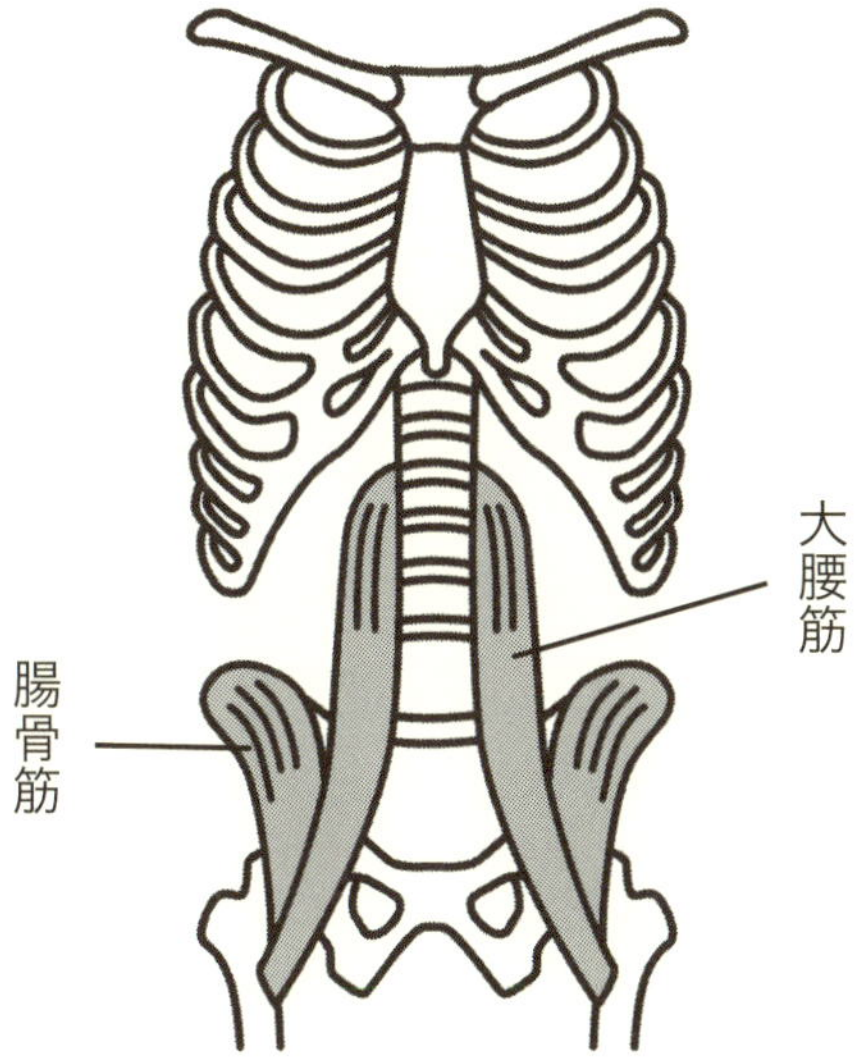


●大腰筋 …背骨と足をつなぐ筋肉

●腸骨筋 …骨盤と足をつなぐ筋肉

２つの筋力が衰えると太ももを上げにくくなるため、つまずきやすく、転びやすくなる。高齢者が転倒して骨折する危険性が高くなる。大腰筋と腸骨筋の両方を合わせて腸腰筋とも呼ぶ。

### ゴキブリ体操――手足の血流がよくなり腹筋が鍛えられる：P154〜158

この体操は手足の血流や腹筋にいいだけでなく、腰椎の歪みの矯正にもなります。ゴキブリがひっくり返り、足をもぞもぞと動かしている様子をイメージして動きましょう。最初はゆっくり動き、だんだんスピードアップするとよいでしょう。また、音楽に合わせてリズミカルに動くこともおすすめです。

### ヨーイドン体操――腸腰筋を伸ばして鍛える：P159

股関節前面の腸腰筋を伸ばし、鍛えるのに適した体操です。猫背や反り腰を正す効果が期待できます。股関節が柔らかくなると、歩くときの痛みが出にくくなりますし、この部分を鍛えることによって太ももが上がりやすくなるので、段差や物につまずきにくくなり、転倒を防ぐこともできます。

### 腰だけへそ踊り――腰まわりや関節の筋肉を柔らかくする：P160〜161

この運動は、呼吸を止めずにゆっくりと、おへそを中心に腰を左右に振ったり、ぐるりと回転させたりします。動かしたときに痛みが強くなる方向がある場合は、その方向での回数を減らしたり、動きを小さくしたりしましょう。

## ⑵背筋の筋力づくり

背中の筋肉（背筋）は数多くの筋肉から構成されています。姿勢を保つほかに、下から上へと物を持ち上げたり、上から下へ引いたり、さまざまな方向へ腕を動かしたり、体を起こしたりといった動作に関係しています。しかし、体の背面にあって普段は意識することが少ないので、筋肉量が減っていきやすい部分です。

背筋がよく働くと、**呼吸が深くなり、代謝の効率が上がり、内臓の働きもよくなります**。また、腹筋と合わせて鍛えると、骨格のバランスがよくなり、**腰痛予防にも効果があります**。

腕の上げ下げをするだけでも背筋と腕の筋肉を同時に鍛えられますが、日常生活では案外、腕を上げる機会は少ないものです。ぜひ、トレーニングをして鍛えてください。

背筋を鍛えることで、**息切れしなくなったり、体が軽くなったり、ひざへの負担が**

軽くなったりする効果も期待できます。

## 猫の背伸ばし体操――広背筋を鍛える

：P162

広背筋は背中の下部と腰部と上腕骨を結合している三角形状の筋肉で、体でいちばん大きな筋肉です。腕を後ろに上げるときや、上に上げたり真横に上げたりした腕を下ろすとき、手を背中の後ろにまわすときに働きます。

この体操によって広背筋をほぐして伸ばすことで、筋肉が鍛えられ、猫背や反り腰も正されます。ものを持ち上げる力も出しやすくなります。

## ねじり腕伸ばし体操――広背筋を柔らかくする

：P163

猫背の人は広背筋が硬くなっているので、この体操によって、ほぐしてねじると猫背や反り腰を正す効果が期待できます。体にかかる重力の負担を軽減したり、肩こりを軽減したりといった効果もあります。

**王様体操――背や胸の筋肉を鍛える**：P164

背中を丸め、伸ばすことによって、背や胸の筋肉を動かす体操です。背骨の前側と後ろ側の両面をバランスよく動かすので、体の片面だけに負荷をかけません。この体操を行なうときは、勢いよく腕を動かさず、ゆっくり動かして、それぞれの筋肉を使うようにしましょう。

**仮想ボール抱え込み運動――広背筋を効果的に鍛える**：P165

体の前面で大きなボールを抱え込むイメージで、両腕を広げて広背筋を伸ばす運動です。できるだけ大きなボールをイメージして、ゆっくり行ないましょう。左右の肩甲骨が開き、背中の筋肉が伸びるので、広背筋を効果的に鍛えられます。このとき、腕ではなく背中を意識しながらやってみましょう。

**バッククロスアーチ――体に負担をかけず背筋を鍛える**：P166～167

ダンベルやバランスボールなどを使わなくても、四つん這いになる場所があれば、簡単に背筋を鍛えられる運動です。体への負担が少なく、全身を気持ちよく伸ばせるので、気分転換にも適しています。慣れてきたら、背中を意識しながら、腕と足ができるだけ一直線になるようにやってみましょう。

**うつ伏せもも上げ運動**——**背筋を鍛える**：P168〜169

ゴロ寝しながらできる背筋の運動です。上体を反り返したり懸垂をしたりしなくても脚を動かすことで、体に大きな負荷を与えずに簡単に鍛えることができます。脚を高く上げるほど負荷が大きくなりますが、慣れるまでは、無理なく上げられる高さで十分効果があります。

**お尻グリグリ体操**——**臀部の筋肉を鍛える**：P170

お尻をほぐし伸ばすことによって、臀部《でんぶ》の筋肉を鍛え、背中のカーブを取り戻します。臀部の筋肉は股関節を支える働きも持っているので、お尻をほぐしておくと股関節が柔らかく動いてスムーズに歩くことができます。運動の後のストレッチを兼ねて行なってもよいでしょう。

## (3)腹筋の筋力づくり

腹筋には、胸の下部から下腹部にかけてお腹の中央を縦に走る「腹直筋」、左右の脇の下から斜め下方向に走る「外腹斜筋」、外腹斜筋のさらに内側にあって下腹部から斜め横下方向に走る「内腹斜筋」、そのさらに内側にあって肋骨部から骨盤部へと走る「腹横筋」などがあります。

とくに腹横筋の筋力がついてくると、腹圧が上がってきます。そうすると、内臓が刺激されて**内臓の動きがよくなります。**食べ物の消化吸収がよくなるので、**便秘の改善にもつながります。**また、**体幹が安定して姿勢もよくなります。**

仰向けに寝た状態から上半身を垂直に起こし、再び仰向けに寝る腹筋運動は、腰への負担が大きいので、中高年にはおすすめできません。「ゴリラ体操」のように、腰に負担をかけなくても、十分に効果がある運動がありますので、気軽に取り組んでみましょう。

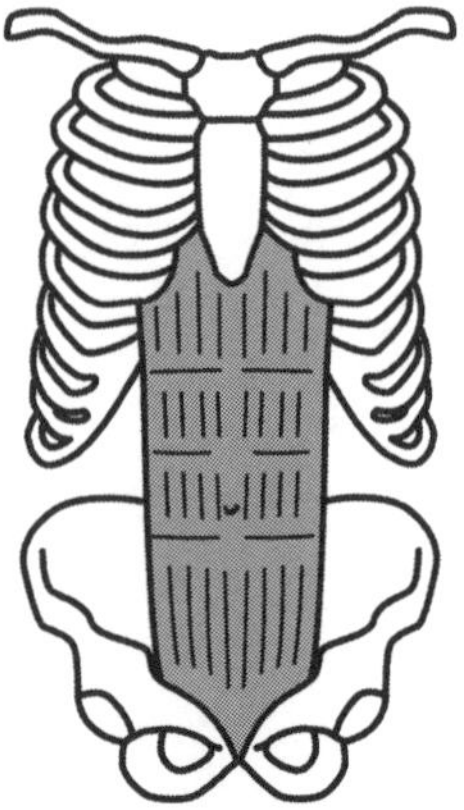

**腹直筋**

お腹の中央を縦に走る腹筋

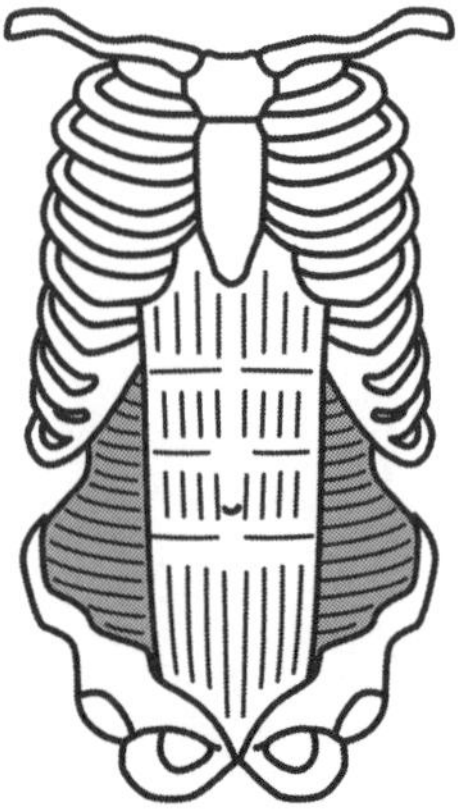

**腹横筋**

内腹斜筋のさらに内側にあって横に走る腹筋

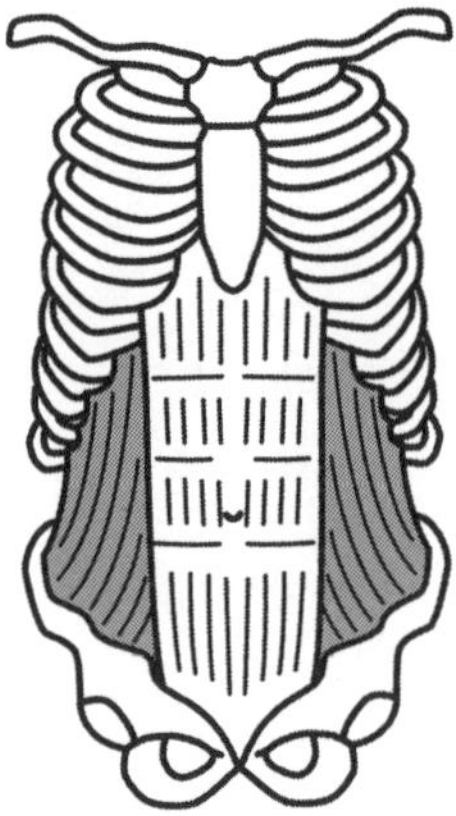

**内腹斜筋**

下腹部から斜め横下方向に走る筋肉

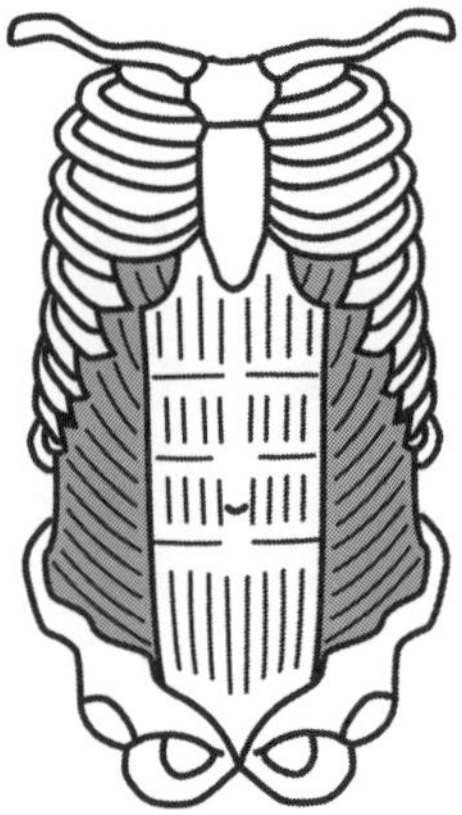

**外腹斜筋**

左右の脇の下から斜め下方向に走る筋肉

### ゴリラ体操――小腹を絞りながら腹筋を鍛える：P171

動物園のゴリラが動く姿を真似た体操です。小腹を絞りながら上体を小刻みに揺らし、中腰で歩くことで腹筋を鍛えます。まずは上半身をリラックスさせましょう。下腹の脂肪を減らすためにも効率がよい体操です。歩くときには頭が上下しないように下腹部を意識するとよいでしょう。

### 椅子でおじぎストレッチ――腰に負担をかけず腹筋を鍛える：P172～173

腰を反らしたときに痛みを感じる人向けの腹筋運動です。背中や腰の筋肉をほぐすストレッチにもなります。両手は肩の真下に下ろして座面のふちをしっかりつかみ、腰を曲げたときに手が離れないようにしましょう。腰を曲げたときに痛みが出る人には不向きな運動なので、痛みが出た場合はやめましょう。

### 仰向けゴリラ体操――腹直筋・外腹斜筋・腹横筋を鍛える：P174～175

大腰筋や腸腰筋を鍛える運動を応用した、腹直筋、外腹斜筋、腹横筋を鍛える運動です。頭を持ち上げる位置が低くても、「ゴリラ体操」と同じように、小刻みに上体を動かすだけで効果があります。下腹や脇腹など、鍛えたい部分をしっかりと意識して動くようにしましょう。

### 起き上がり小法師体操――腹直筋を鍛える…P176

手を頭の後ろに置く分、「仰向けゴリラ体操」よりも強度が強くなっています。上体を起こすときは、おへその位置をしっかりと意識し、のぞき込むようにイメージすると、体を動かしやすくなります。腹直筋を鍛えることで、猫背や反り腰を改善させる効果があります。

### 女王体操――腹横筋を鍛える…P177

この運動は「起き上がり小法師体操」よりも強度・難易度が高いので、余裕があったら挑戦しましょう。より強度を高めるには、脚を高く上げたり、両ひざの間に枕を挟んだり、両足を左右に捻ったりするとよいでしょう。

**L字体操──腸腰筋と腹筋を鍛える** …P178

ゴロ寝しながらできる、腸腰筋と腹筋を鍛える運動です。シンプルな運動ですが、なかなか直角には上がらないものです。ひざを伸ばしたままだと脚があまり上がらないようであれば、ひざを曲げて負荷を軽減してもよいでしょう。脚をゆっくりと床へ戻すだけでも、十分に運動効果があります。

## (4)脚部の筋力づくり

歩幅が小さくなると、歩くときに太ももの筋肉をあまり使わなくなり、筋力が衰えます。その影響でつま先が上がり、ちょっとした段差でもつまずきやすくなってしまうのです。

また、中高年になると、何かを飛び越えるなど、ふくらはぎを使うような動作が減るため、ふくらはぎの筋肉も弱くなってしまいます。**太ももやふくらはぎの筋肉を鍛えると、とっさのときの体の動きがよくなります。**

また、脚がつるというのは、筋肉に疲労物質が溜まって起きるけいれんです。筋肉を鍛え、筋肉代謝を高めることによって、つりにくくなります。

## 中腰腕組み体操――太ももの表側と裏側の筋肉を同時に鍛える：P179

太ももの大きな筋肉を鍛えるために効果的なスクワットの一種です。ももの表側と裏側の両方の筋肉を意識しながら体操を行なえば、腰を深く落とさなくても効果が得られます。さらに太ももとつながった腹部の筋肉も一緒に鍛えると、背中の自然なカーブを取り戻す効果もあります。

## 脚だけボルト選手体操――ウエストの傾きを正す：P180

硬くなっている内ももの筋肉（内転筋）をしっかりと伸ばすことで、ウエストの傾きを正す運動です。ひざを曲げて伸ばすとき、自分の体重で太ももの筋肉を鍛えることもできます。元の姿勢に戻るときは急いで脚を伸ばさず、ゆっくりと戻るようにしましょう。

## 寝そべりマーメイド体操――内ももの筋肉を鍛える：P181

寝転んだままできる内ももの筋肉トレーニングです。横向きに寝た状態で上になった側の中臀筋と、下になった側の内転筋が鍛えられます。片側を終えたら、反対側を下にして横向きになり、同じ動作をくり返しましょう。内ももの筋肉をしっかりと伸ばすこともできるので、傾いた骨盤を正す効果も期待できます。

## 脚伸び縮み運動・もも裏ストレッチ――太ももの筋肉を鍛える：P182、P183～184

テレビを観ながら、ソファや床の上などでもできます。太ももに意識を向けることで、太ももの筋肉を鍛えられます。また、ストレッチは体の動きをよくするだけでなく、筋肉を活性化し、衰え防止にもなります。脚全体の動きがスムーズになります。

## 太ももストレッチ――太ももの表の筋肉を鍛える：P185～187

太ももの表の筋肉は、歩くときにひざを前に出す働きをします。この筋肉をほぐし、活性化して鍛える運動です。床に座ってできる運動なので、テレビを見ながらなど、ちょっとしたスキマの時間に行なうのもよいでしょう。「ながら」運動の場合は、どの部分を使っているか、意識は筋肉に向けるようにしてください。

## (5)下半身(足腰)の筋力づくり

骨格筋の7割は、足腰に集中しています。「老化は足腰から」といわれるのは、その筋肉が年をとるにつれて弱くなるためです。ですから、**老化を防ぐには、足腰の筋肉量を増やすことがとても効果的**なのです。

歩くのが体にいいのはわかっていても、ひざや腰の関節が痛くて歩くのが辛いとおっしゃる患者さんがいます。もちろん、関節に痛みがあれば、それを取り除く治療が必要ですが、それだけでは、根本から治療させることはできません。そのときの体の状態に合わせて、運動量を少しずつ増やしていくようにします。

また、歩くときひざには体重の2~3倍の負荷がかかります。体重が50キロあると、ひざには100~150キロの負荷がかかっていることになります。とくに中高年期にひざ痛が起こりやすいのは、中年太りによるひざへの負担増と、ひざまわりの筋力の低下が重なるからです。

対策としては、肥満対策と同時に、**ひざのまわりの筋肉を鍛えておくことが大切**です。患者さんとお話ししていますと、ひざの筋肉など鍛えようがないと思い込んでいる方が多いことに驚かされますが、本当は、とても簡単に短時間で鍛えられます。

**お尻上下体操――腸腰筋と大臀筋を鍛える**：P188

お尻の筋肉（臀筋）を鍛え、猫背と反り腰を正す運動です。お尻を上に引き上げる動作が腸腰筋を鍛え、そのままの姿勢を維持することで大臀筋が鍛えられます。お尻を引き上げたまま5秒ほど維持し、元の姿勢に戻すと、効果が高まります。

**お尻フリフリ体操――背骨を刺激し体幹筋を鍛える**：P189

体幹筋や大腿筋を小刻みに動かすことで、背骨にも適度な刺激を与え、体幹筋も鍛える体操です。筋肉を柔らかくする効果もあるので、全身の血流をよくして神経の不調による痛みも解消します。運動の最後に行ない、体をリラックスさせて、ストレッチの効果を引き出すために活用してもよいでしょう。

## ドスコイ！ドスコイ！体操――太もも周囲の筋肉を鍛える：P190～191

筋肉コルセットを鍛えるとともに、大腿四頭筋や大腿二頭筋（ハムストリングス）など太もも周囲の筋肉を鍛え、足腰全体の筋力をつける体操です。お相撲さんになりきって、手はまっすぐ前に突き出し、声を出しながら力強く動いてみましょう。足は動かさずに、つま先が向いた方向へ体重をかけましょう。

## かかとバイバイ体操――下半身の筋肉を鍛え足首関節の柔軟性を高める：P192～193

腰、太ももやふくらはぎの筋肉を鍛えながら、足首の関節の柔軟度も高める運動です。最初は壁やテーブルに手をついて、体を支えて行なうとよいでしょう。慣れてきたら手を離しましょう。さらに運動強度を高めたい場合は、足をできるだけ前に出すようにして、腰を落としたやや中腰の姿勢でやってみましょう。

## 足の振り子体操――足腰の筋力を鍛えストレッチ効果もある：P194～195

足腰の筋力を鍛え、同時にストレッチの効果もあります。足腰の筋肉の伸びを実感しながらやってみましょう。前かがみになったり、反ったり、反動をつけて足を持ち上げたりしないように気をつけます。慣れてきたら足をできるだけ大きく上げるとよいでしょう。壁から手を離すとバランス感覚を整える効果もあります。

### スキー体操――足腰の筋力を鍛える ：P196〜197

スキーで斜面を滑る爽快感をイメージしながら、楽しくやってみましょう。直滑降と斜滑降の両方をやってみることで、足腰のさまざまな部位の筋力をつけることができます。ストックをかく動作は大きくゆっくりと。息を吐ききるまでポーズを維持します。腰を曲げると痛みが出る人は、上体を倒さずにやってみましょう。

### きらきらシンクロ体操――足腰の筋力を鍛える ：P198〜199

シンクロナイズドスイミングの選手になった気分で、指先やつま先にも意識を向けながら楽しく動き、足腰の筋力アップをはかります。星が瞬く様子を示すように、手首や足首の半回転を繰り返しますが、手と足の動きが同調（シンクロ）するように気をつけるのがポイントです。音楽をかけるのも効果的です。

### 「大」の字ゆっくりスクワット――筋肉コルセットを鍛える：P200〜201

スクワットは、コルセットと太ももの筋力をつける基本的な運動です。通常のスクワットよりもバランス感覚を鍛えられるようアレンジしていますので、片手を壁についてもかまいません。息を長く吸って長く吐くように意識しながらゆっくりと行ないましょう。大きな鏡の前で姿勢をチェックしながら行なうのもよいでしょう。

## ⑹上半身の筋力づくり

背骨や腰の骨には重力がかかり、常にギュウギュウと押し付けられている状態です。上半身の筋力づくりは、こうした**背骨や腰の骨の負担を和らげて血管や神経の圧迫を改善したり、自律神経を整えたりする効果**があります。

また、呼吸をするときは横隔膜をはじめ、肺を囲む呼吸筋（外肋間筋や肋軟骨間筋、内肋間筋、肋骨挙筋など）の収縮によって肺に空気を出し入れしています。このような上半身の筋肉を鍛えることで、**肺の機能をよくする**こともできます。

上半身にある腕の筋肉は、手を動かすだけでなく、肩や背中の動きにも作用しています。腕の筋力づくりに取り組むことで、**肩こりや背中のこりなどを軽減**できることもあります。

**肩の筋肉運動――肩を動かしている大胸筋・上腕筋・広背筋を鍛える**：P202～203

肩のまわりは、加齢によって筋肉が硬くなって動きにくくなる部分です。この運動では、肩の関節を動かしている大胸筋、上腕筋、広背筋を鍛えます。同時に、肩甲骨を動かすので肩の可動域が広がります。また、肩から背中にかけての血行もよくなるので、肩こりや背中のこりを軽減する効果も期待できます。

**ロボット背伸ばし――肩や背の筋肉を鍛える**：P204～205

体側と肩、背中を伸ばしながら鍛える運動です。肩から骨盤までの体幹も鍛えられるので、姿勢をよくするだけでなく、上半身が安定するので、歩くときにぐらついたりせず、つまずきにくくなります。肩甲骨も動かすので、全身の血流がよくなり、背中や腰のこりを軽減する効果も期待できます。

## YIA体操――背中や腰の筋力バランスを整える：P206～207

背中や腰の骨や筋力のバランスを正して、調整する体操です。肩の筋肉も鍛えられます。YとIのときは、足裏全体を床につけたままにし、Aのときにかかとを床から離して、爪先立ちになります。腕はできるだけピーンと伸ばしましょう。ポーズをとるとき、「ワイ！」「アイ！」「エー！」と声を出すのもおすすめです。

## 背伸ばしドローイン――体幹筋を鍛え、背中や腰の骨を整える：P208～209

息を吸いながらお腹を凹ませる「ドローイン」という呼吸法を取り入れた体操です。すべての動作を、できるだけお腹を凹ませたまま行なってください。テーブルなどにつかまりながら行なってもよいでしょう。体幹筋を鍛え、背中や腰の骨を整えます。お腹の引き締め効果もあります。

## 腕だけフラメンコ体操――肩と背中を伸ばし横隔膜を鍛える：P210

両腕を上げることで、肩と背中を伸ばします。上半身は、意識をしなければなかなか動かす機会がありませんが、この体操では前かがみになった姿勢を伸ばすだけでなく、横隔膜も動かして広げるので、深い呼吸ができるようになる効果もあります。フラメンコダンサーになりきって、楽しみながらやってみましょう。

## 前腕筋運動――手を動かす筋肉を鍛える

：P211

前腕筋は、手を握ったり開いたりするときや、手首の角度を変えるときなどに使います。この筋力が衰えると、手が思うように動かなくなり、生活が非常に不便になります。テレビを観ながらでもできる簡単な運動なので、気づいたときにこまめに行なう習慣をつけておくとよいでしょう。

## 上腕筋運動――腕の筋肉を鍛える

：P212

上腕筋とは、力こぶができる部位の筋肉です。ひじを伸ばしたり曲げたりするときに使います。この筋肉を鍛える運動としては、腕立て伏せが知られていますが、中高年には負担が大きいので、体に負担をかけずできるようにアレンジしました。手軽に筋肉を鍛え、ひじの動きをスムーズに保ちましょう。

## (7)全身の筋力づくり

全身の筋力づくりをするには、「股関節を伸ばす」「背中を丸めて伸ばす」「体側と肩、背中を伸ばす」「肩と背中を伸ばす」などの動きをまとめて行なえる運動がぴったりです。

### イチロー体操——股関節を伸ばし周辺筋肉を鍛える：P213

この運動は、プロ野球のイチロー選手が打席に立つ前などに行なっている運動を、中高年向きにアレンジしたものです。股関節を柔らかくするとともに、その周辺の筋肉を鍛えておくと、骨盤のバランスも整えられます。また、腰やひざへの負担も軽減されます。

### ブルブルこんにゃく体操——筋肉をほぐしリラックス効果も抜群：P214～215

緊張や疲労で硬くなった背骨や背中、腰の筋肉をほぐし、姿勢を正したり、股関節を伸ばしたりします。リラックス効果も抜群です。運動の仕上げとして、ストレッチの前に行なってもよいでしょう。

**グランドスイミング**——**股関節を柔らかくしアウター&インナーマッスルを鍛える**　…P216〜217

床やベッド、布団などの上に寝そべって行ないます。平泳ぎでスイスイ泳ぐ姿をイメージしながら手足を動かすと股関節が柔らかくなり、体を動かすアウターマッスルと、体を支えるインナーマッスルの両方を鍛えられます。「仰向けカエル泳ぎ」から始めて、慣れてきたら腹ばいにも挑戦してみましょう。

**ブルース・リー運動**——**遅筋と速筋の両方をバランスよく鍛えられる**　…P218〜220

この運動は有酸素運動と無酸素運動を交互に繰り返すので、遅筋と速筋の両方をバランスよく鍛えられます。テンポのよい音楽に合わせ、手早い動きで楽しく行ないましょう。慣れてきたら、水を入れたペットボトルや鉄アレイなどのおもりを持って行なうとよいでしょう。

## 運動＆体操を行なうときの5つのポイント

### ①「リラックスして行なう」

体に余分な力が入った状態で運動や体操を行なうと、思わぬケガをしてしまうこともあります。まずは深呼吸をして体の力をいったん抜いてから始めましょう。

### ②「動かす部位を意識する」

腰の筋肉を動かす運動や体操では腰を意識し、脚を伸ばすストレッチではふくらはぎや太ももを意識するといった具合に、動かす部位や筋肉に意識を向け、動かしている、伸ばしていると感じながら行なうようにしましょう。

### ③「反動をつけない」

反復する運動や体操で、スピードにのって反動で体を動かすと、一つひとつの動きがおろそかになりがちです。反動をつけずに丁寧にやりましょう。

### ④「楽しく無理せず」

楽しんで行なうことが長続きのコツ。また、痛みや違和感が生じたら、その場で止めましょう。無理は禁物です。仲間をつくって楽しみながらやることも大切です。

## ⑤「呼吸を意識する」

呼吸は止めず、ゆっくりと息を吐き出してから、大きく息を吸いましょう。力を入れるときは息をゆっくりと吐き、力を抜くときは息をゆっくりと吸うように心がけると、効果アップが期待できます。

# ゴキブリ体操

寝たまま腕と脚を上げてゴキブリのようにバタバタと動かす。手足の血流がよくなるとともに、腹筋が鍛えられる。腰椎の歪みの矯正にもなる。全体は5つのステップで構成されている。

## ステップ1

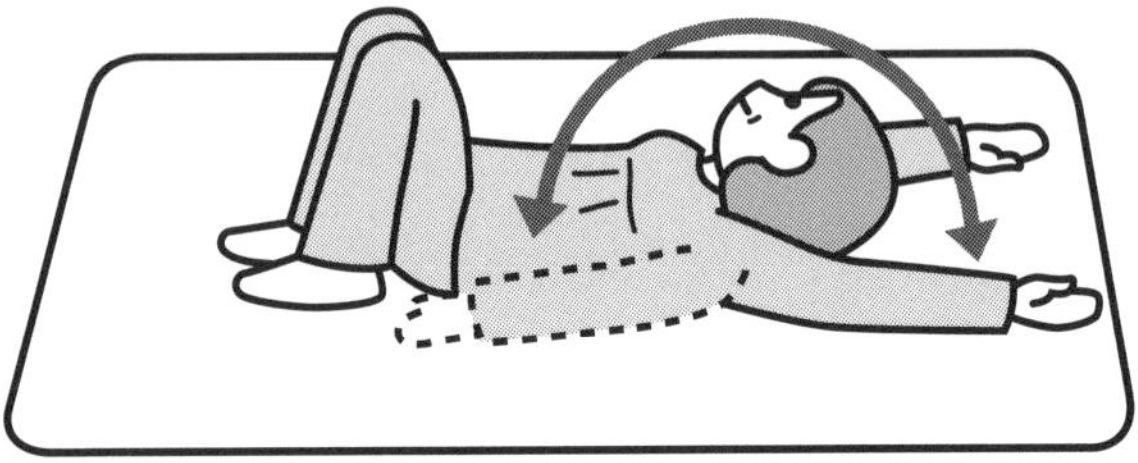

**1** 寝転んだままの状態で、脚はひざを立て、脇に置いた両腕を、伸ばしたまま頭上にもっていく。その腕を元に位置に戻す。この動きを何回か繰り返す。

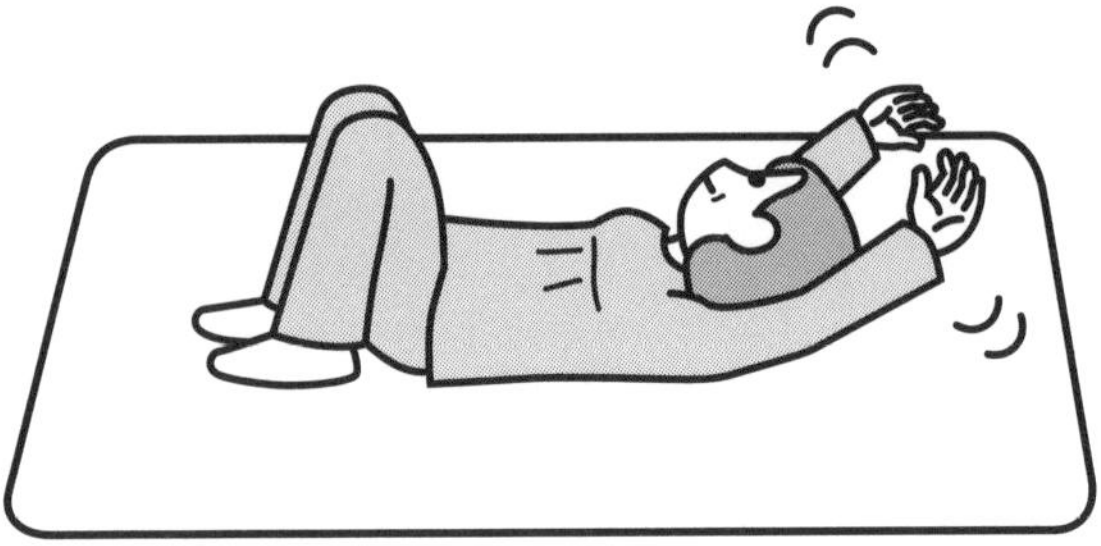

**2** ひざを立てたまま、次はバンザイの姿勢になって腕を軽く持ち上げ、阿波踊りをするように振る。

## ステップ２

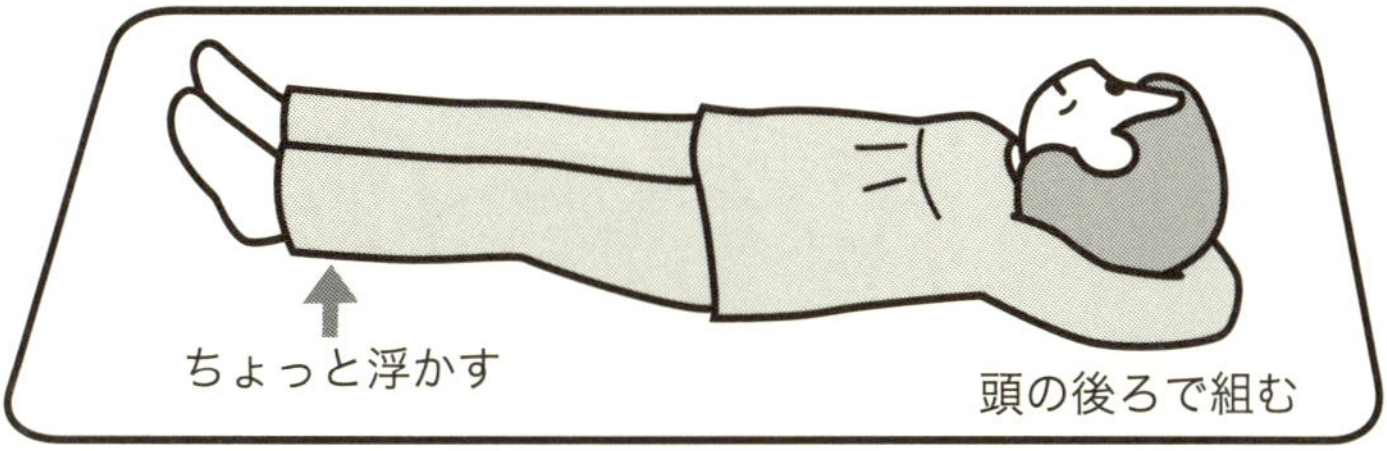


**1**　両手を頭の下で組み、両脚を軽く浮かした状態にする。

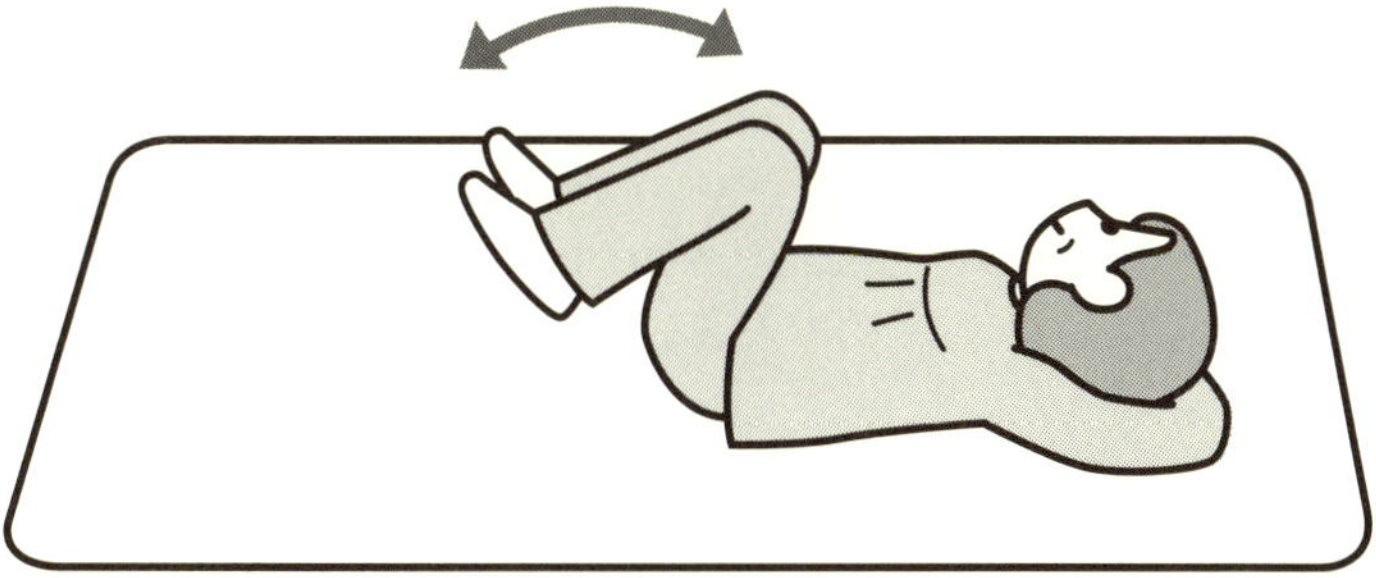

**2**　両ひざを曲げてできるだけ手前に引き寄せたあと、元のように下に伸ばす。脚は浮かせたままで再び手前に引き寄せ、また伸ばす。これを５回ほど繰り返す。

## ステップ3

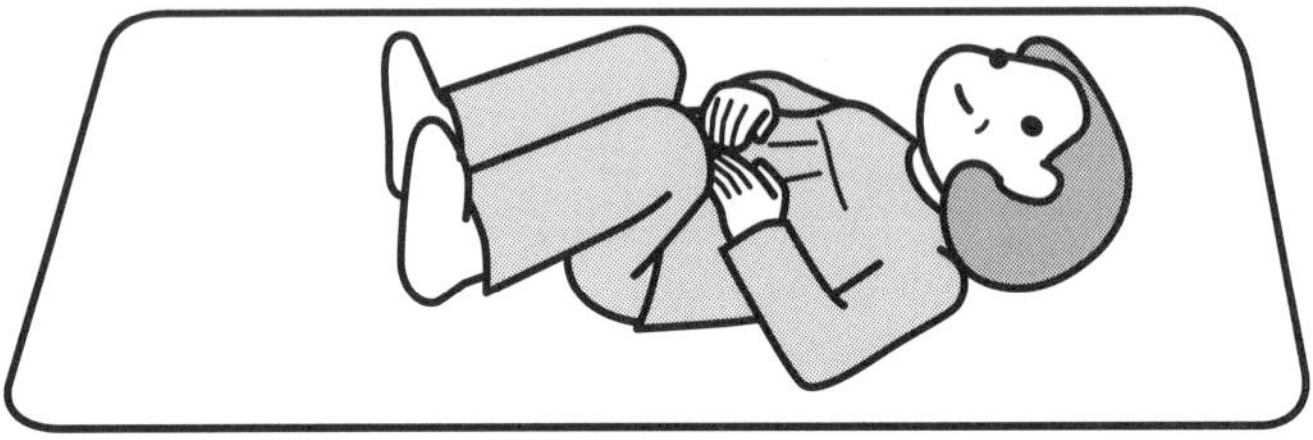

**1** 両手の指先を付き合わせるようにしてお腹の上に置く。ひざを曲げて両脚を手間に引き寄せる。

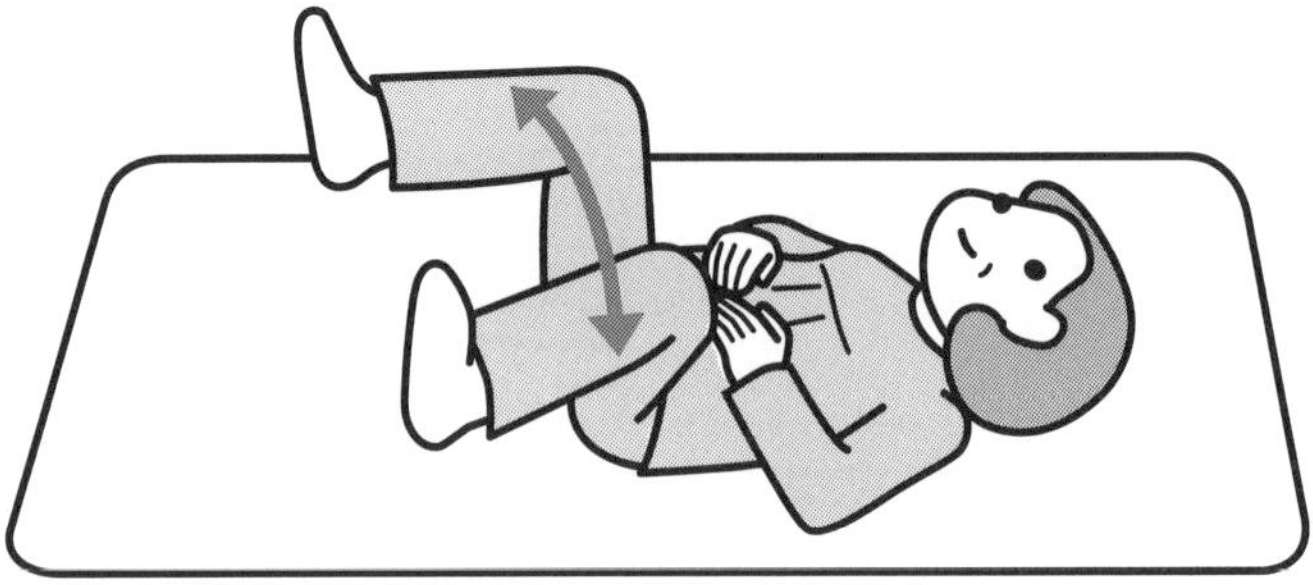

**2** 1の姿勢のまま、両脚を広げる、閉じるを5回ほど繰り返す。

## ステップ４

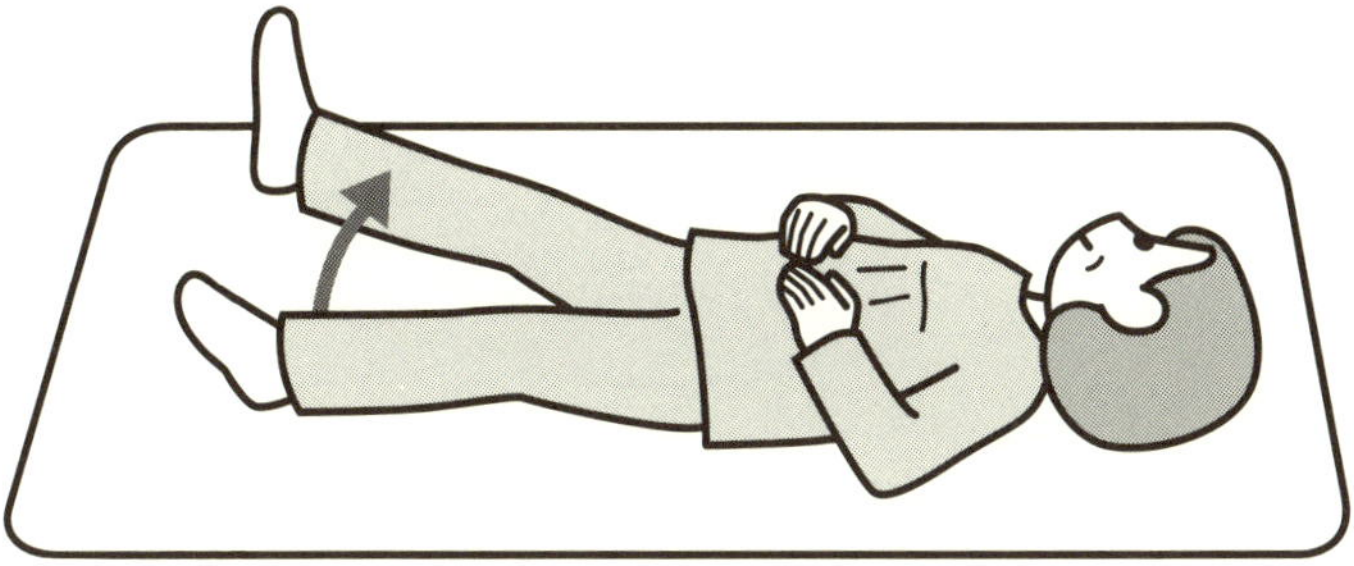

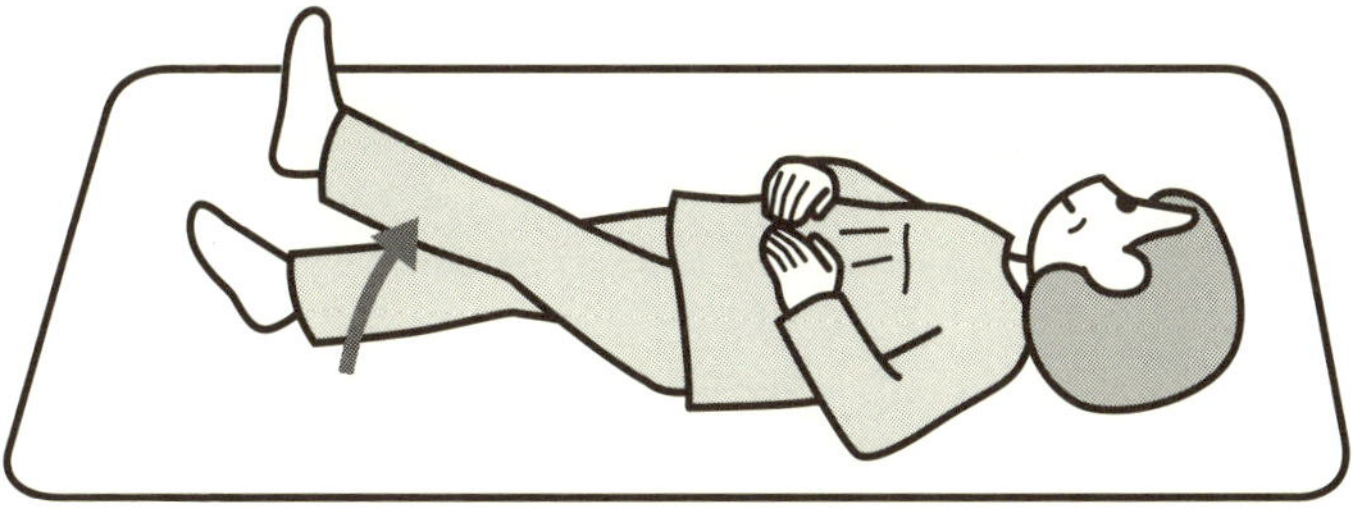

ステップ３と同じく、両手はお腹の上に置く。その状態で、両脚を伸ばしたまま、両脚を交互に上げては下げる。この運動を全部で５回ほど繰り返す。

## ステップ5

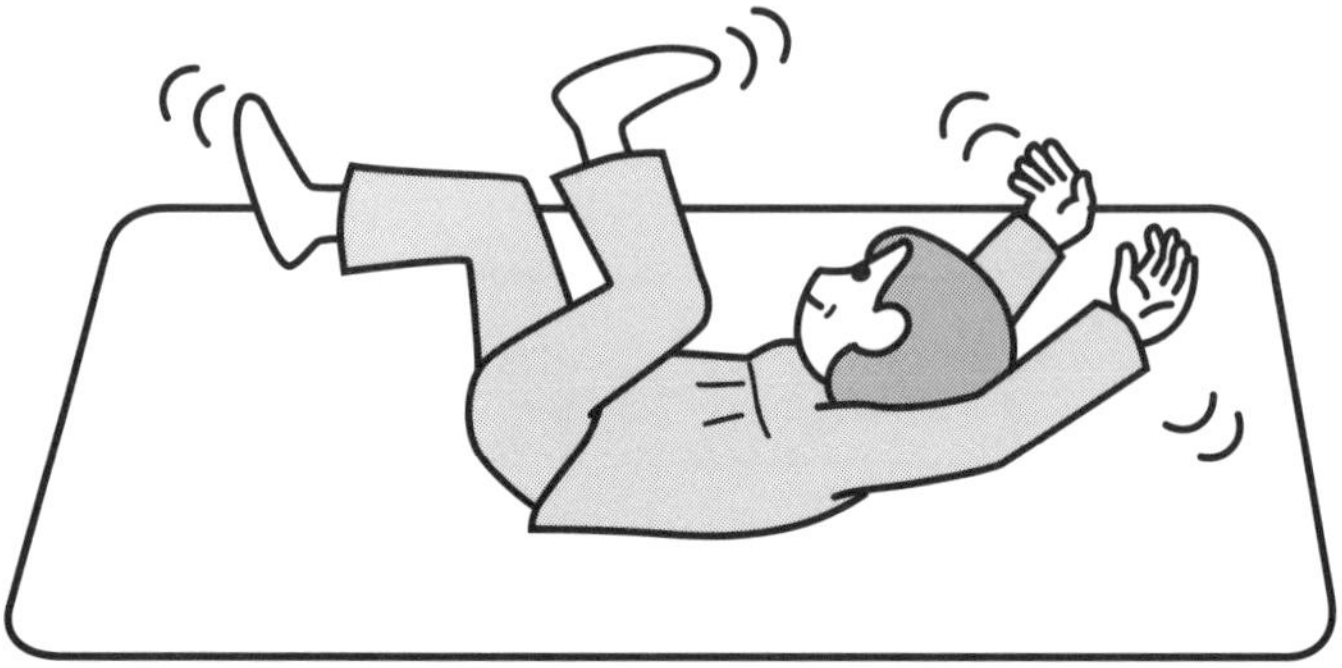

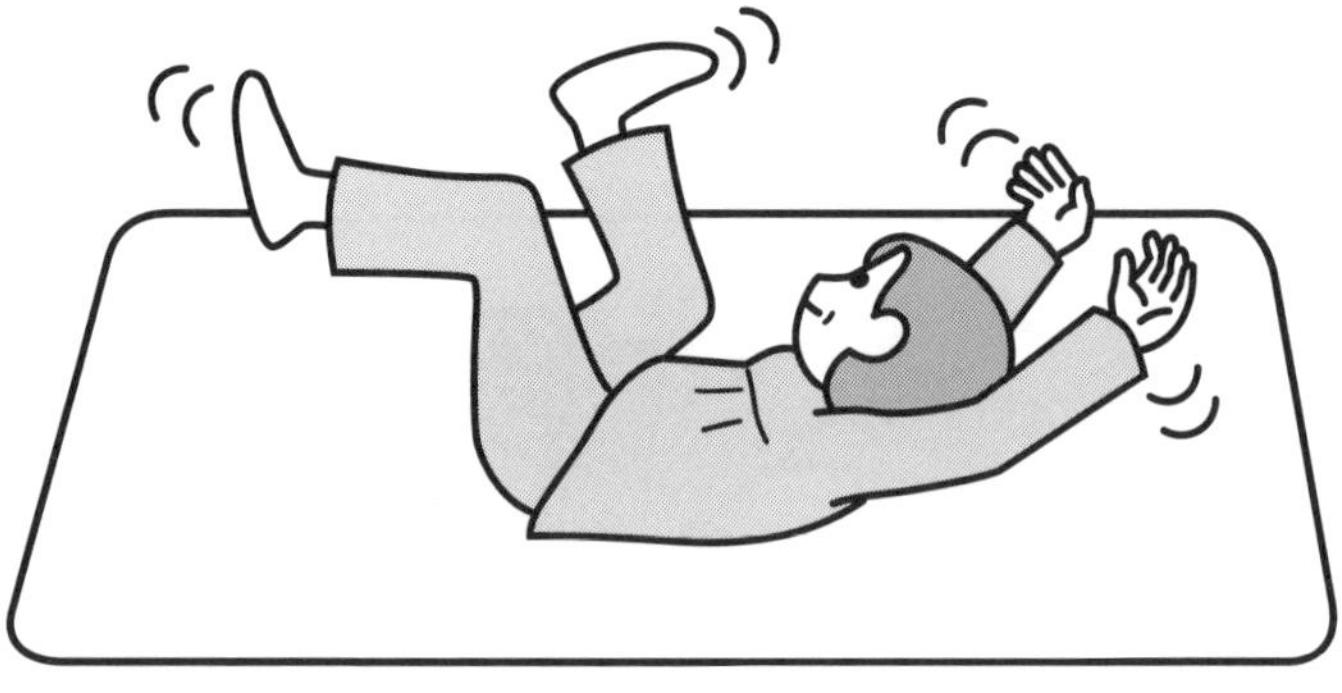

頭を軽く持ち上げたままにして、両脚、両腕を同時に動かす。脚は自転車をこぐように動かし、腕は阿波踊りをするように動かす。

# ヨーイドン体操

股関節前面の腸腰筋を伸ばす。

**1** 両脚を大きく前後に開く。

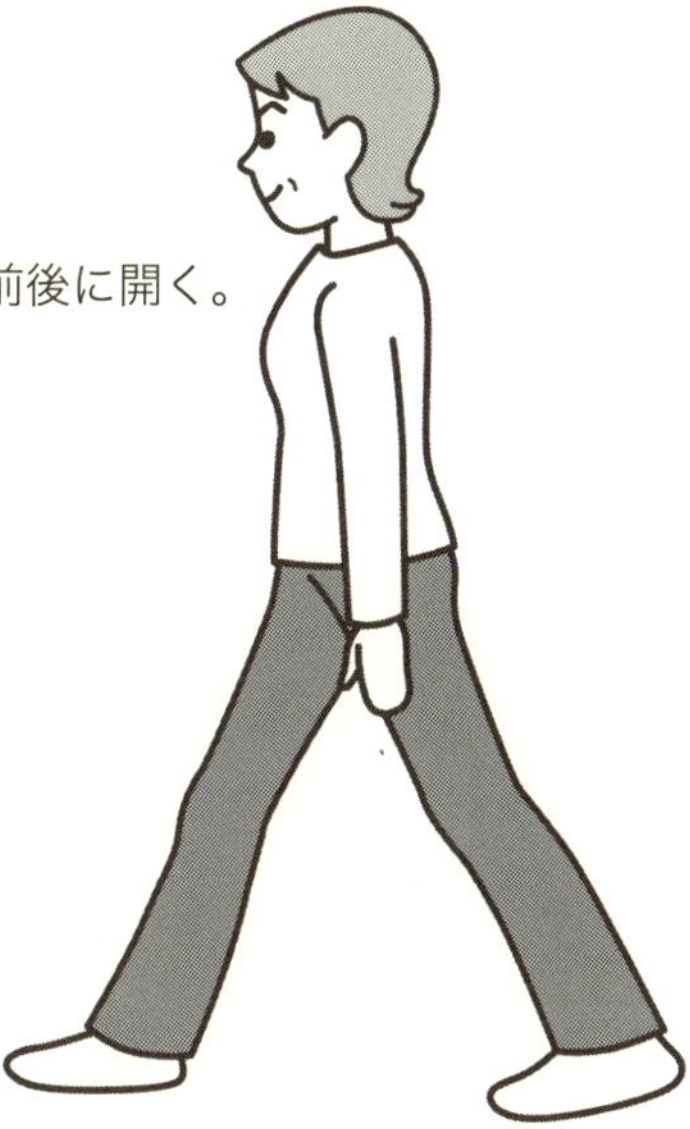

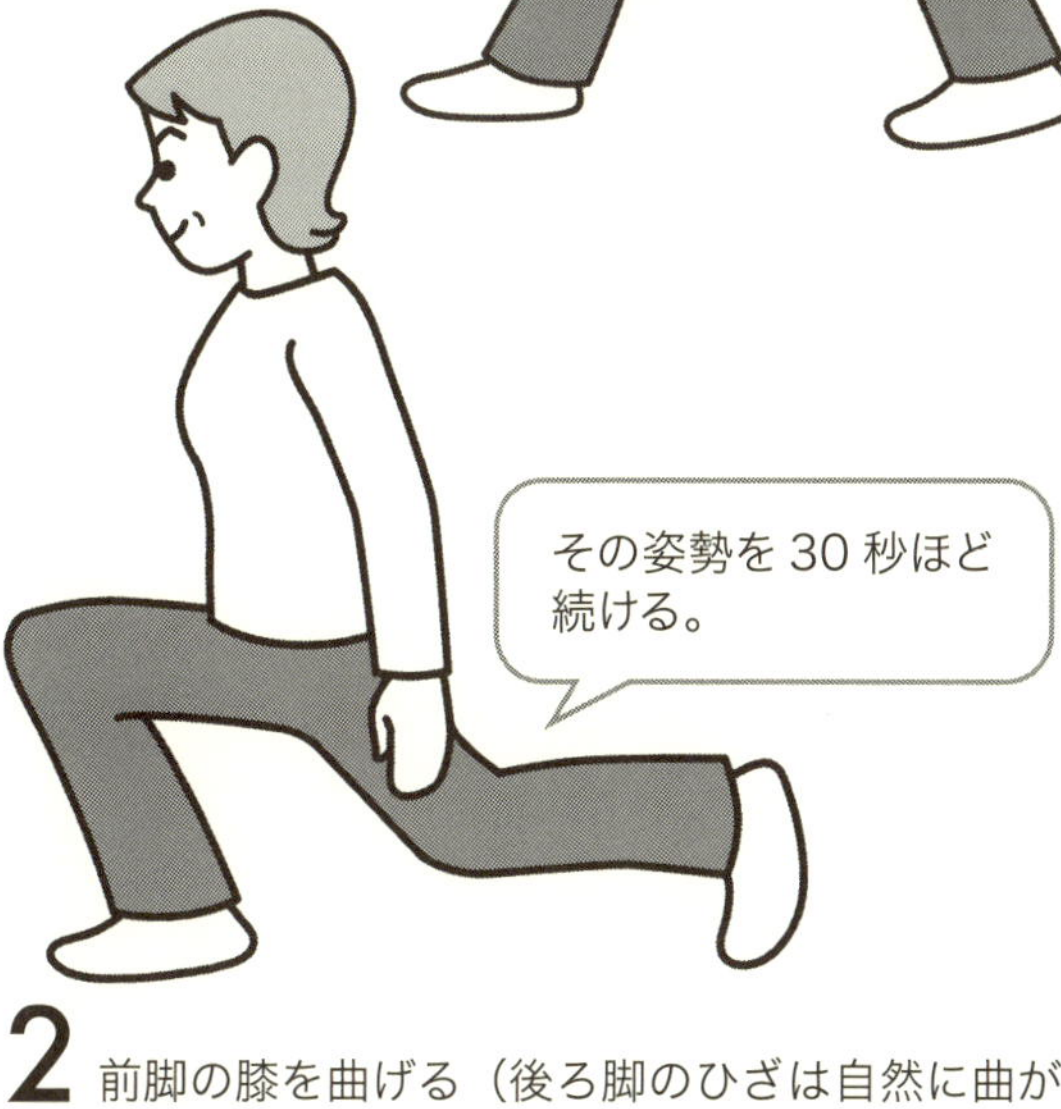


**2** 前脚の膝を曲げる（後ろ脚のひざは自然に曲がる）。上体を前傾させて両手を床につく。

# 腰だけへそ踊り

腰まわりの筋肉と腰椎をほぐす。呼吸を止めずにゆっくりと行なう。

**1** 腰に手をあてて、肩幅に足を開いて立つ。背筋はまっすぐに。

**2** そのままゆっくりと腰を左右に10回振る。呼吸は止めず、息を吸って、吐いてをゆったりくり返す。

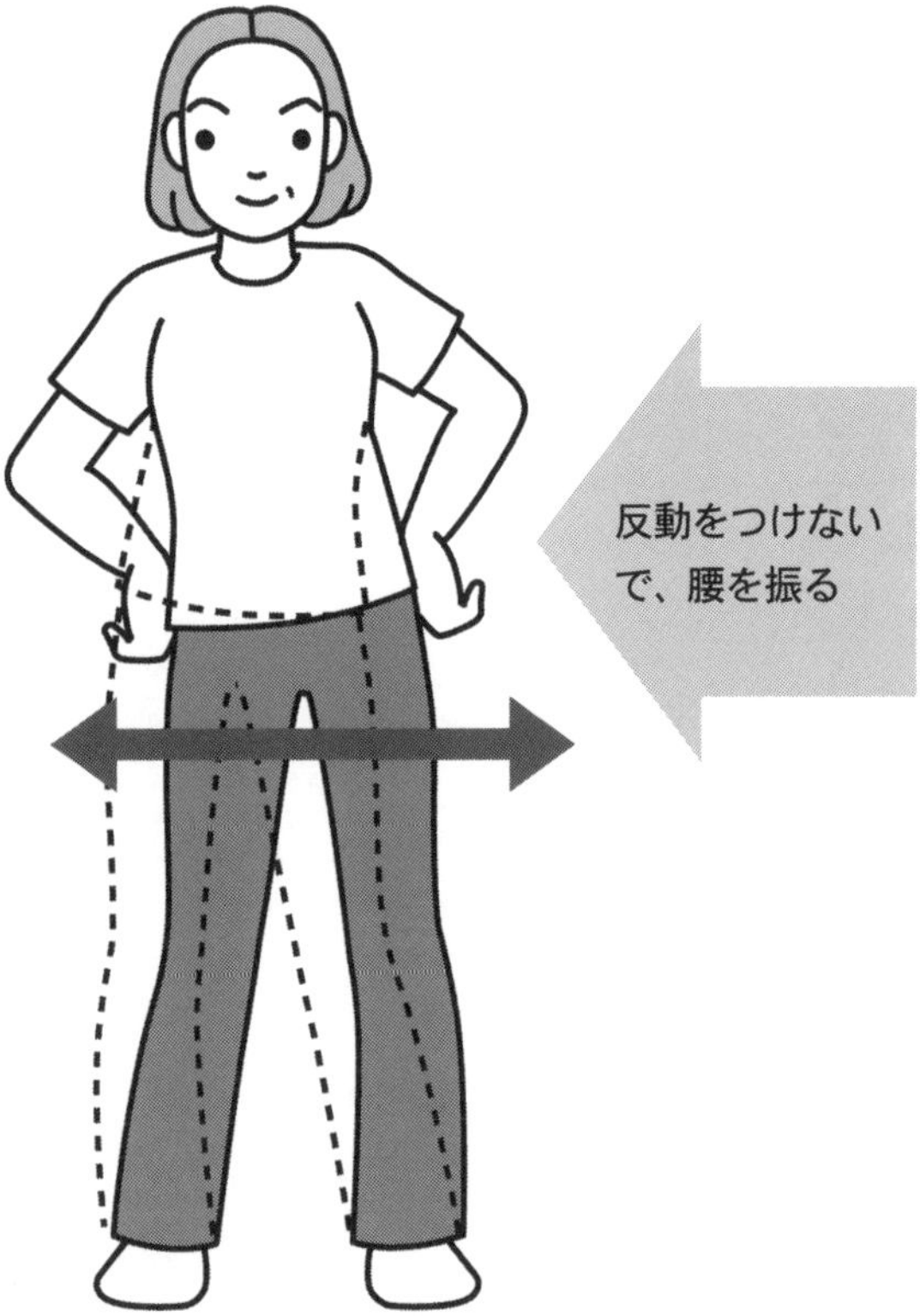

**3** 同じ姿勢のまま、呼吸を続けながら腰をぐるりとゆっくり回す。5回。

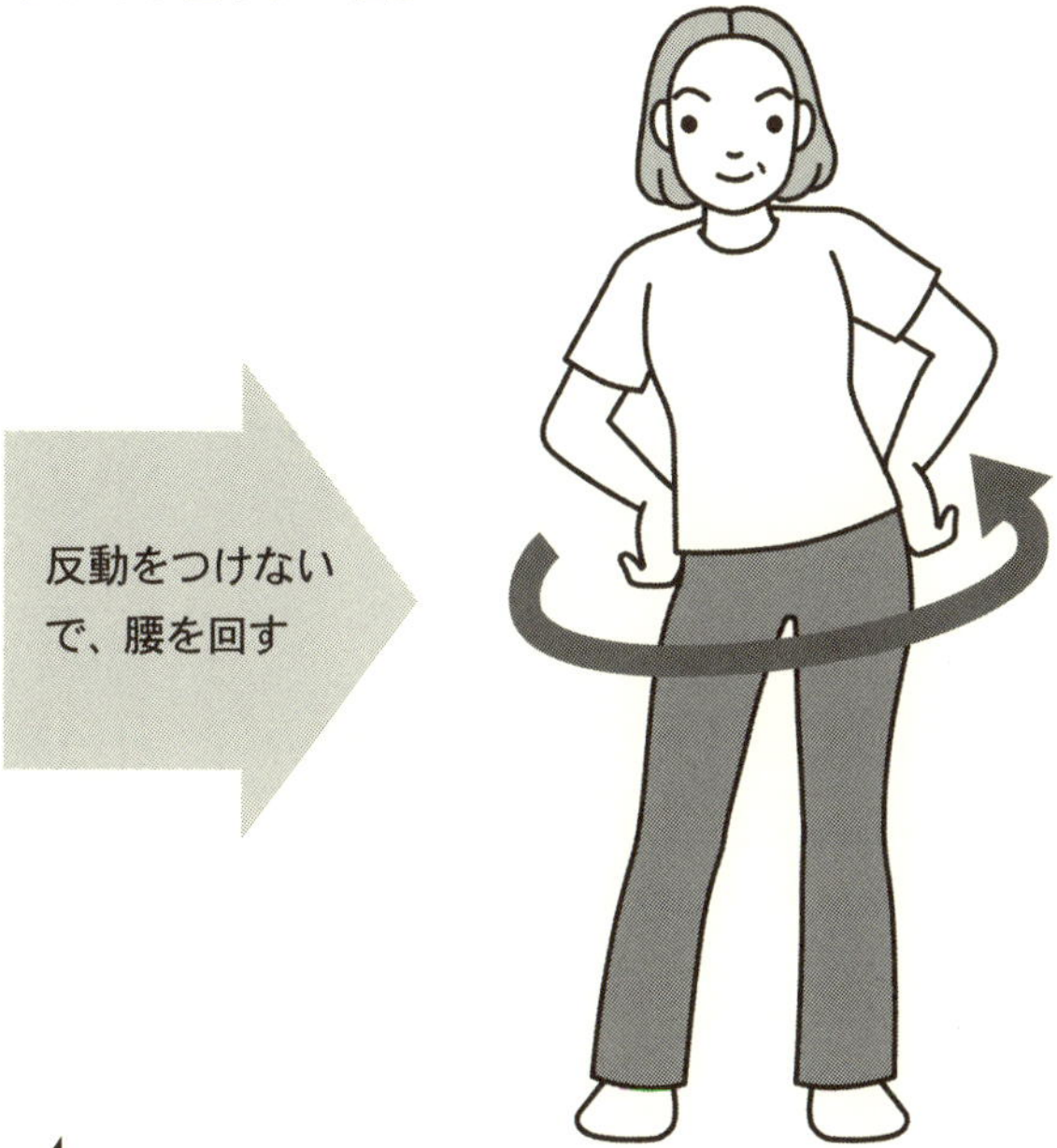


**4** 反対方向へも同様に。腰をゆっくり回す。5回。

# 猫の背伸ばし体操

広背筋をほぐして伸ばす。

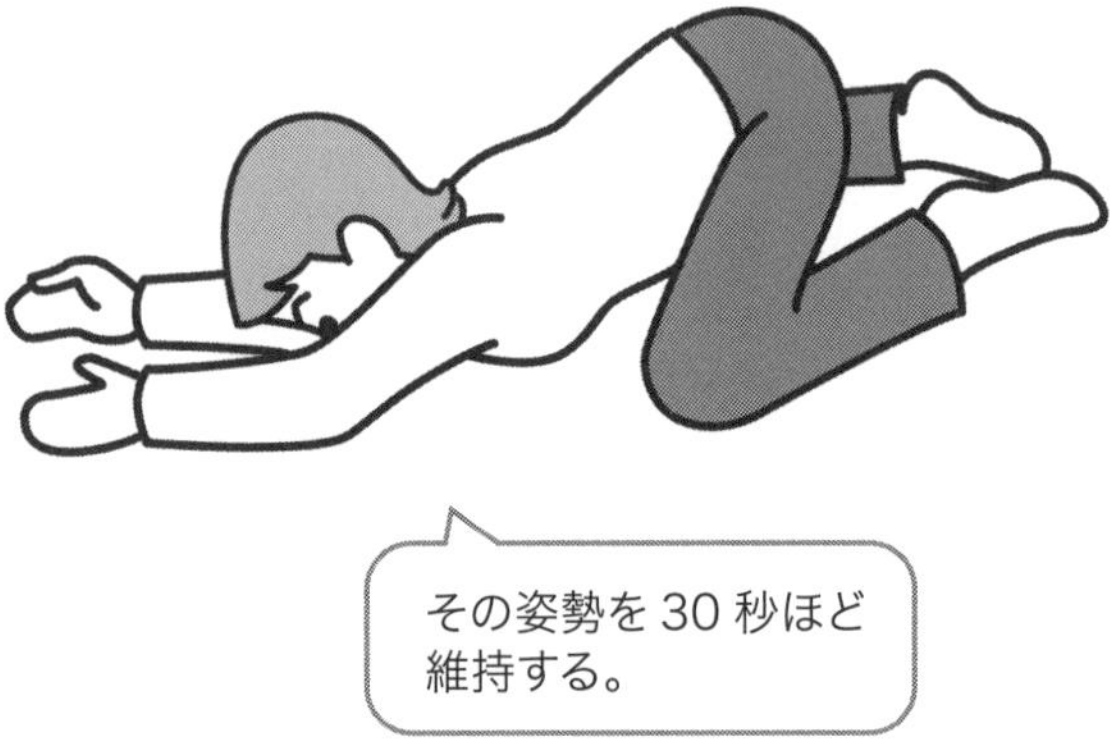


**1** 膝立ちの姿勢から上体を前に倒す。お尻は突き上げるようにする。両腕を前方に伸ばし、できるだけ背中を反らす。手のひらは上に向ける。そのほうが広背筋を思い切り伸ばすことができる。

# ねじり腕伸ばし体操

広背筋をねじって伸ばす。

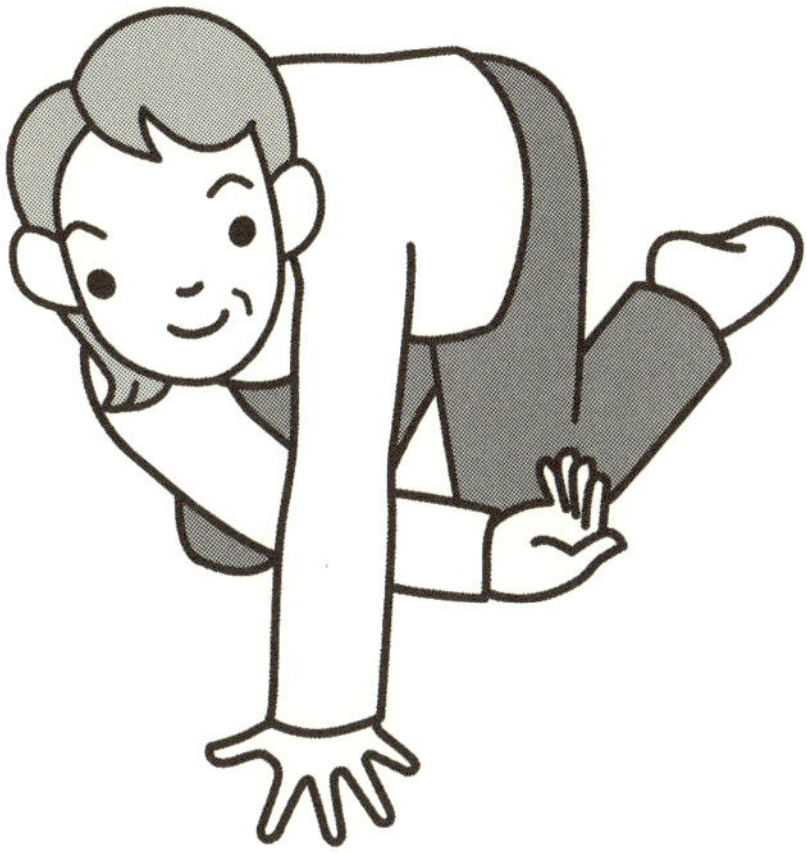

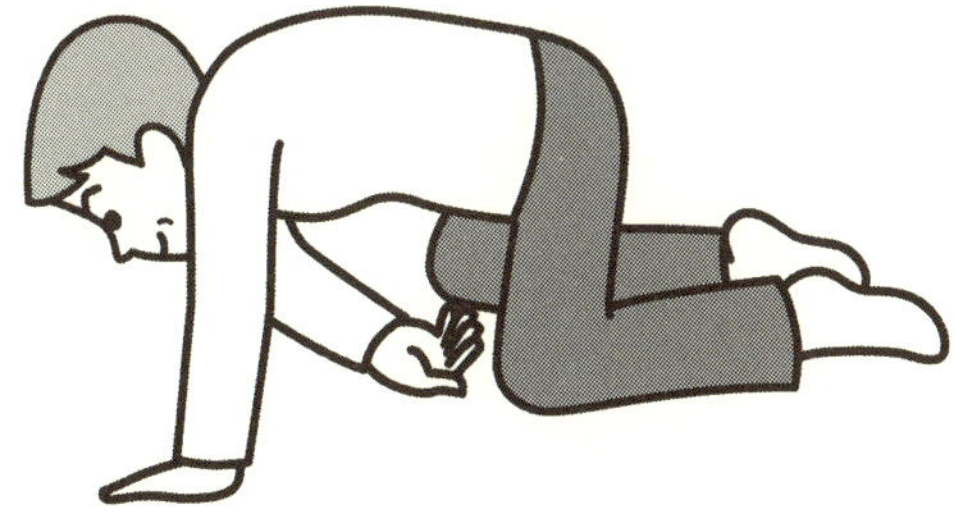

**1** 四つん這いの姿勢になって右腕を左腕と左足の真ん中に入れるように伸ばす。
右手の手のひらは上に向け、甲は床につけるようにして伸ばす。

伸ばしきったところで、
その姿勢を15秒ほど
維持する。

**2** 次に左腕も同じようにする。

# 王様体操

背中を丸め、伸ばす。

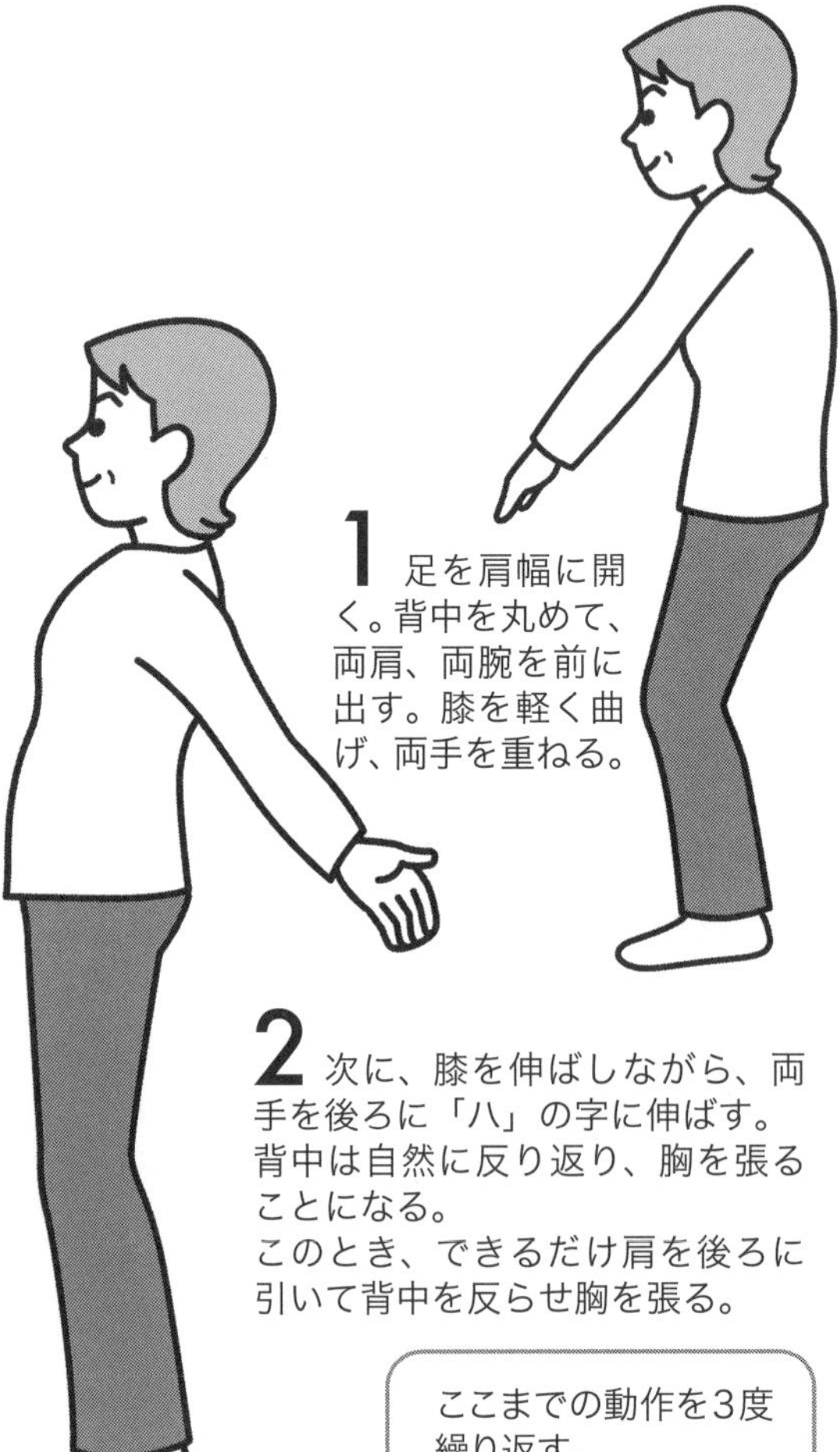

1 足を肩幅に開く。背中を丸めて、両肩、両腕を前に出す。膝を軽く曲げ、両手を重ねる。

2 次に、膝を伸ばしながら、両手を後ろに「八」の字に伸ばす。背中は自然に反り返り、胸を張ることになる。
このとき、できるだけ肩を後ろに引いて背中を反らせ胸を張る。

ここまでの動作を3度繰り返す。

※これらの動作を行なうときは、勢いよく腕を動かさず、ゆっくり動かしてそれぞれの筋肉を使うようにする。

# 仮想ボール抱え込み運動

広背筋を効果的に鍛えられるので、腕をスムーズに動かせるようになる。

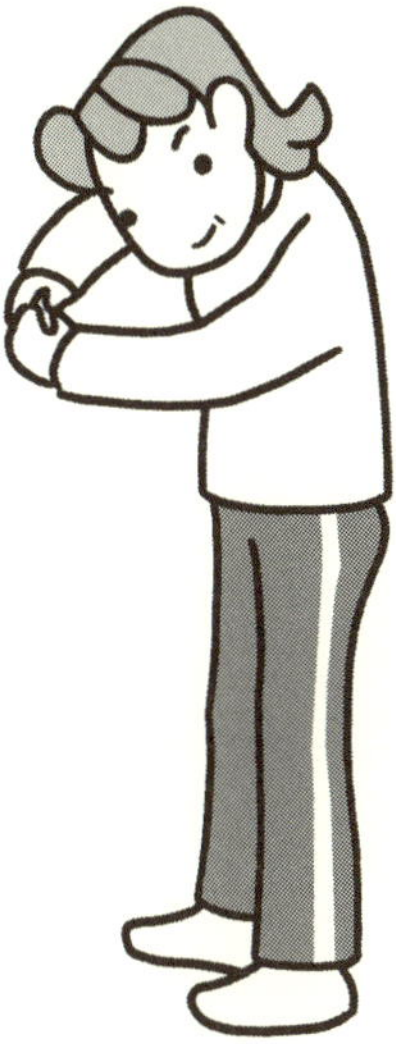

**1** 立った姿勢で、大きなボールを抱えるように両腕を広げて背中の筋肉を伸ばす。
このとき、目線は自分のヘソに。

**2** 背中の筋肉が十分伸びたと感じたところで止め、５秒ほどその姿勢を続ける。

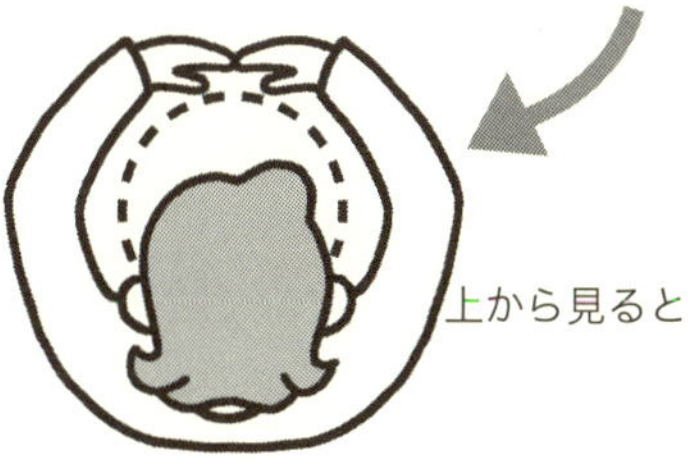


**3** 元の姿勢に戻す。
同じ動作を５回ほどくり返す。

## バッククロスアーチ

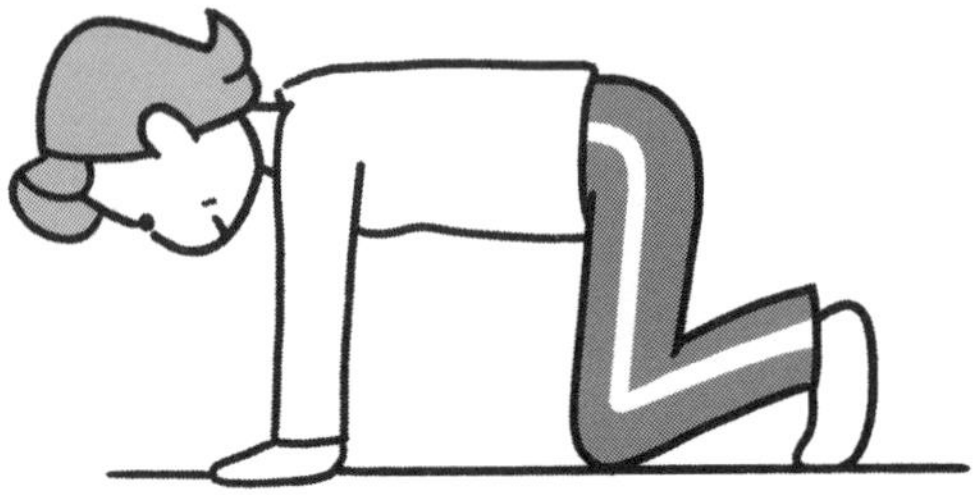

**1** 両手、両膝を床につけて四つん這いになる。

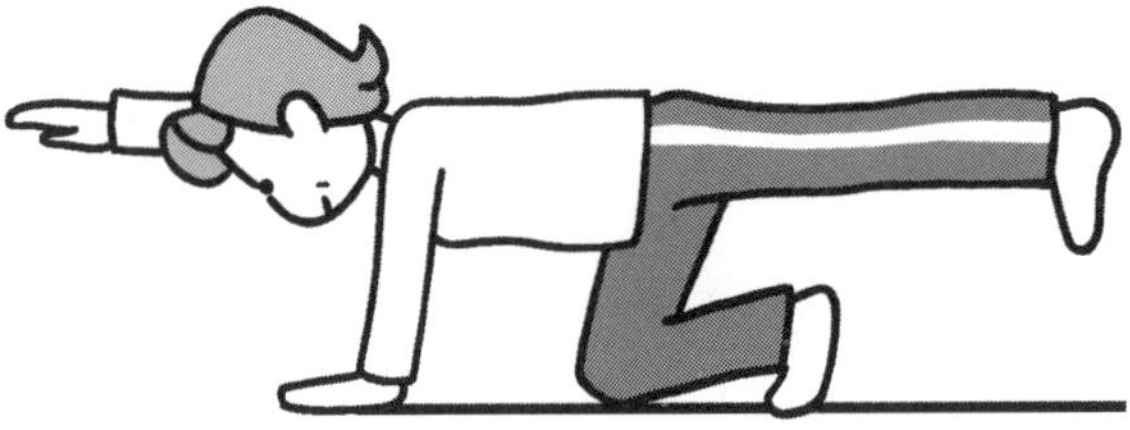

**2** 右手を床に平行になるように前方へまっすぐ伸ばし、左足を床に平行に後方にまっすぐ伸ばす。この姿勢を５秒くらい続けてから手足を下ろす。

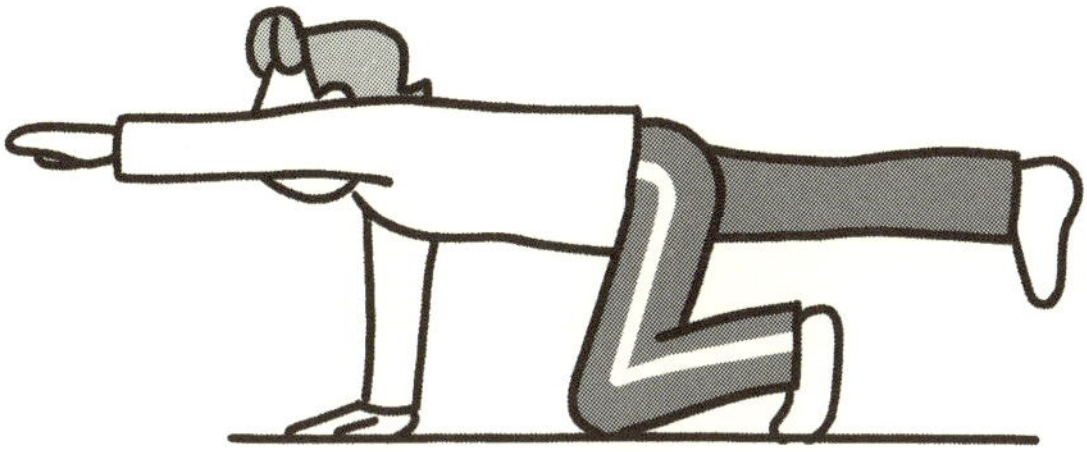

**3** 今度は左手を前方に、右足を後方に同様に伸ばす。

**4** 2と3を最初は1回でも2回でもできるところまで行なう。体が慣れてくるにつれて回数を増やしていく。5回くらいが目安。

**ポイント**

なるべく一直線に近くなるように手足を伸ばしてみましょう。

# うつ伏せもも上げ運動

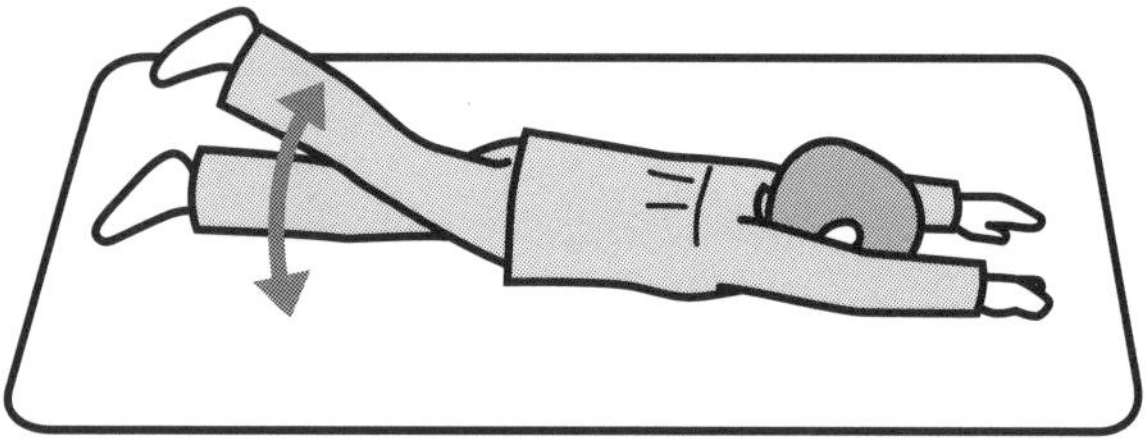

**1** 布団にうつ伏せになり、両手、両脚を伸ばす。この姿勢で、右脚を５回上下させ、次に左脚を５回上下させる。

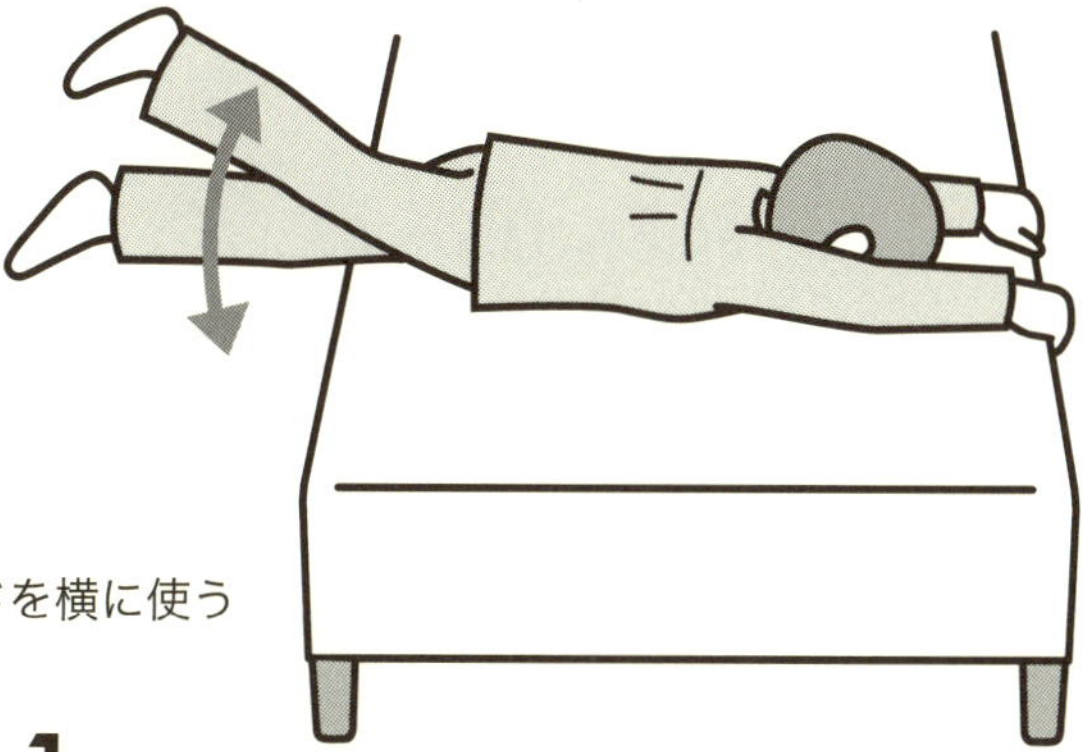

ベッドを横に使う

**1** ベッドから太ももより下がはみ出すようにしてうつ伏せになる。両手はベッドの反対の端をつかむ。この姿勢で、右脚を５回、左脚を５回、それぞれ上下させる。脚が宙に浮いた状態になるため、より負荷がかかる。

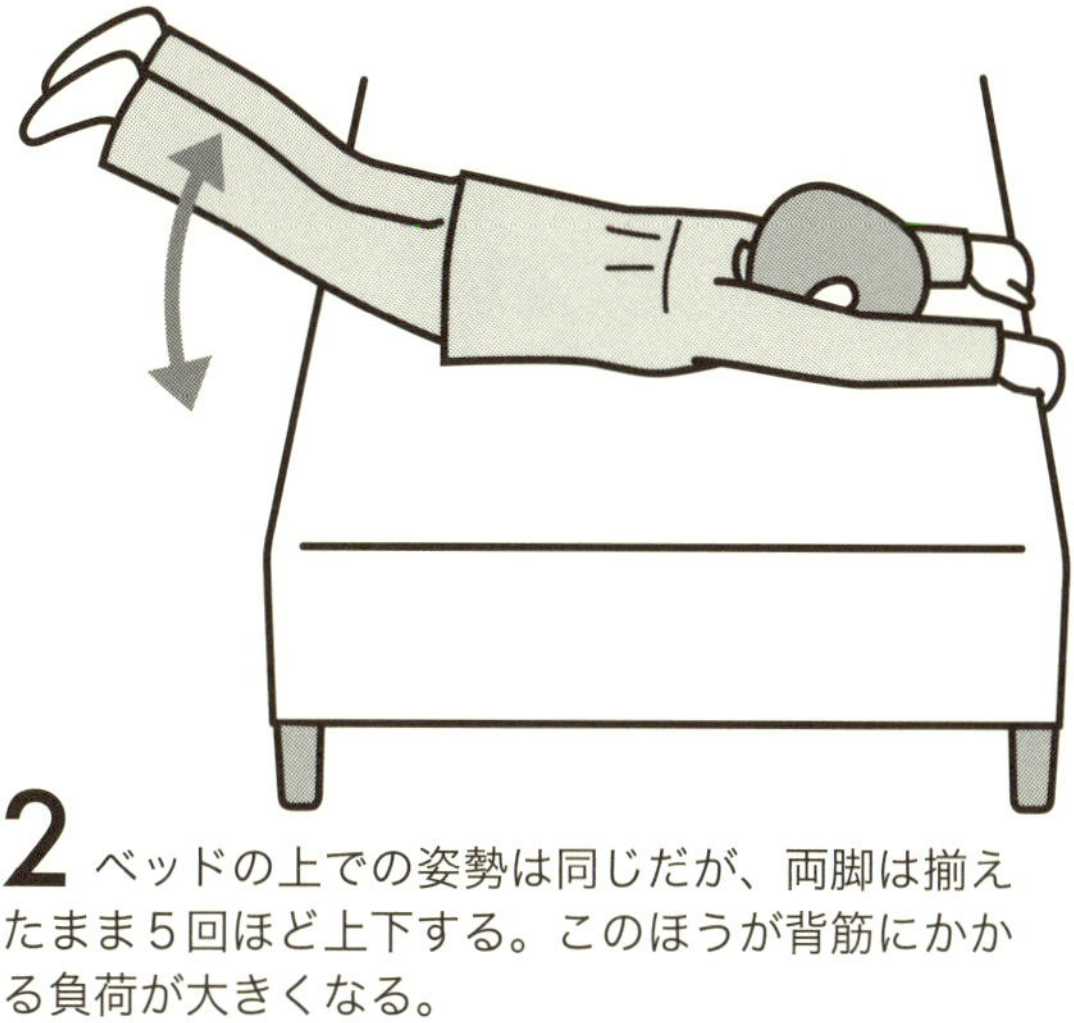

**2** ベッドの上での姿勢は同じだが、両脚は揃えたまま５回ほど上下する。このほうが背筋にかかる負荷が大きくなる。

# お尻グリグリ体操

お尻をほぐし伸ばす。

**1** 二つ折りにした座布団の上にお尻をのせる。両手は斜め後ろの床につける。
両膝を軽く曲げる。
お尻を前後左右に揺する。

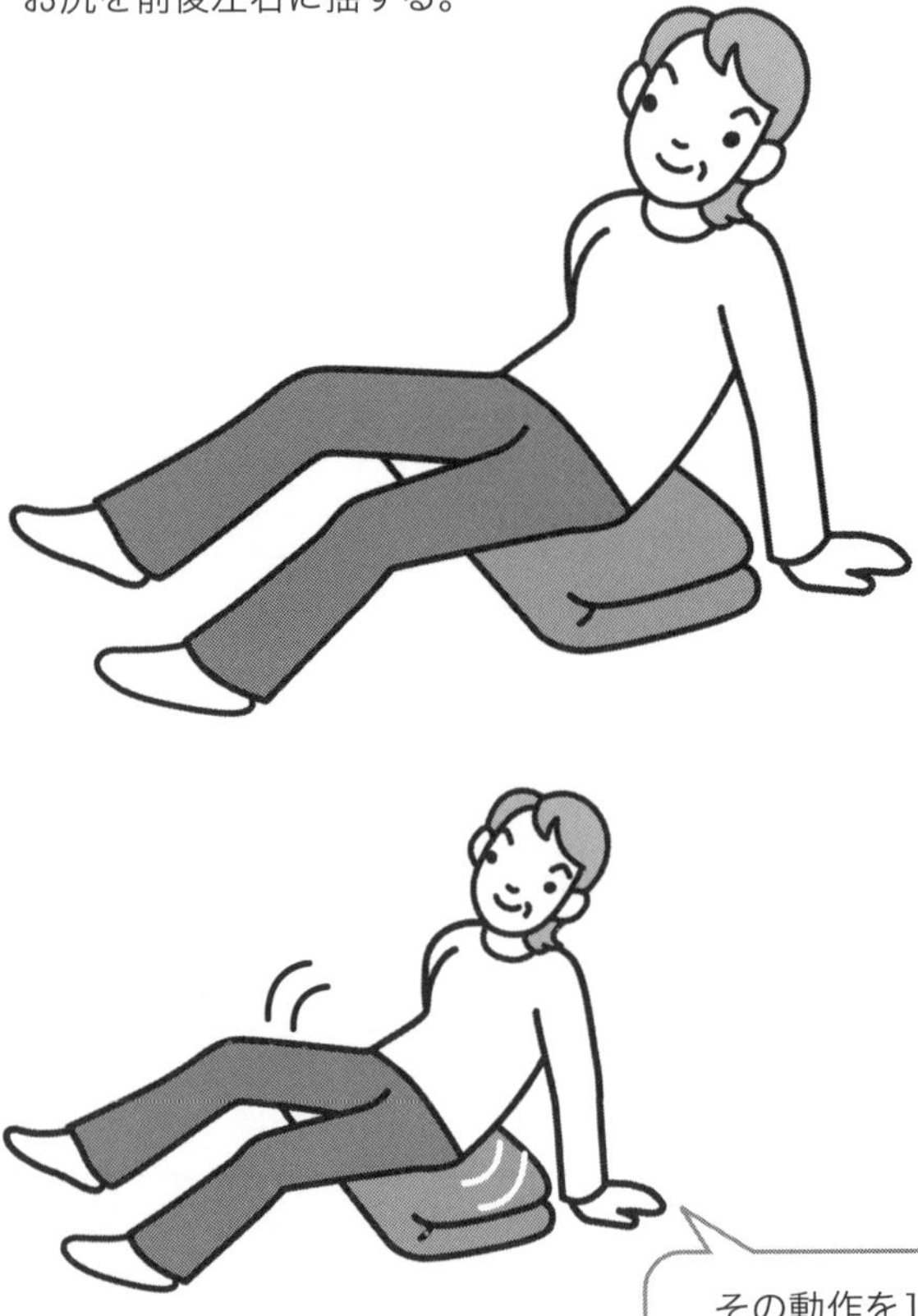

その動作を1分から
2分続ける。

# ゴリラ体操

中腰の姿勢は、一度に効果的に足腰の関節を鍛えることができる。

**1** 足を肩幅に広げて立ち、ヘソの下を覗き込むように小腹を絞って、ゴリラのような前屈みになる。

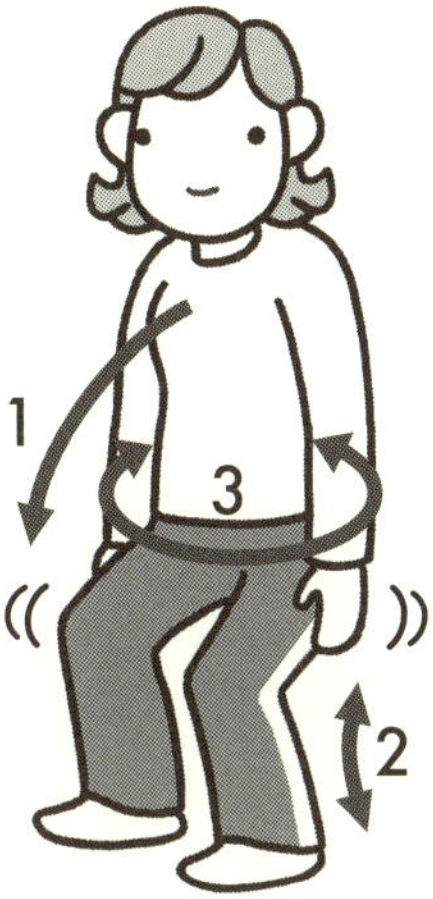


**2** 中腰のまま膝を軽く曲げ伸ばしする。

**3** ウエストから体をねじったり、両手を左右に振ったりする。

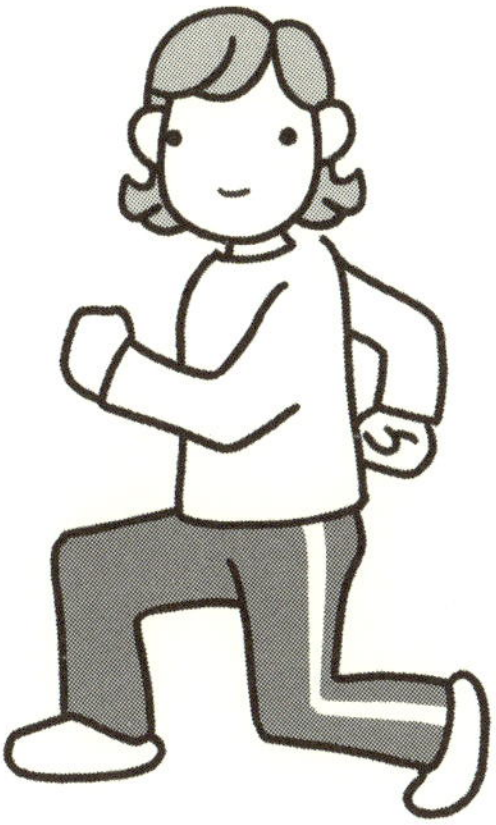

**4** 中腰のまま両手をブラブラさせて歩いてもよい。

# 椅子でおじぎストレッチ

腰を反らしたときに痛みを感じる人向き。背中や腰の筋肉をほぐす。腹筋を鍛える効果もあり。

**1** 椅子に浅く腰掛けて、両手で座面のふちをつかむ。足は適度に開き、背筋をスッと伸ばす。

**2** 「フーッ」と息を吐きながら、おじぎをするようにゆっくり上体を倒す。このとき背中や腰の筋肉が伸びているのを意識して背筋を伸ばしたままにすると、さらに効果アップ。

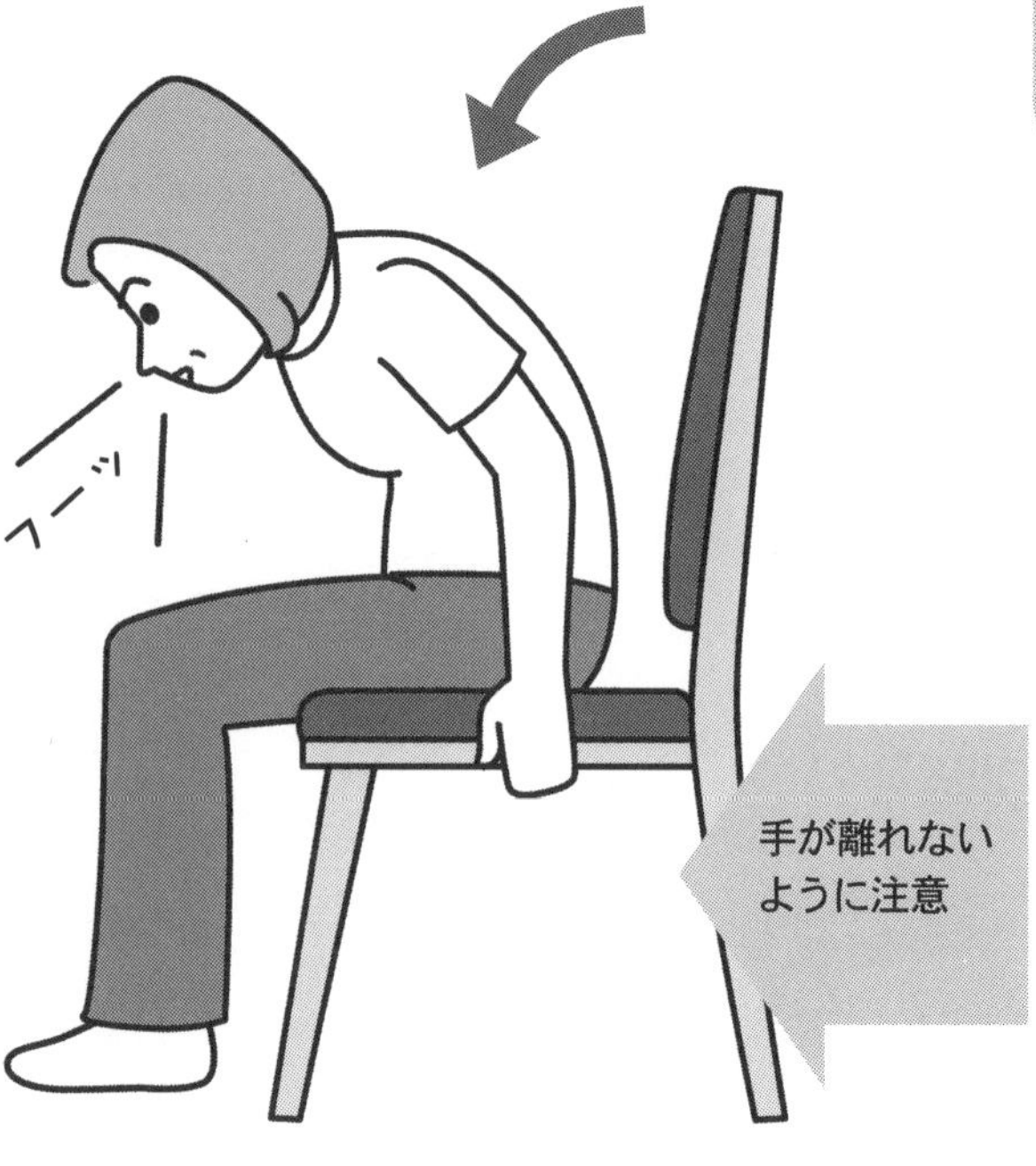

**3** 息を吸いながら、ゆっくり上体を起こす。10回くり返す。

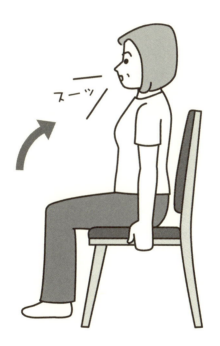

# 仰向けゴリラ体操

中高年でも安心して腹筋を鍛えることができる。この運動は、大腰筋や腸骨筋を鍛える運動を応用したもの。

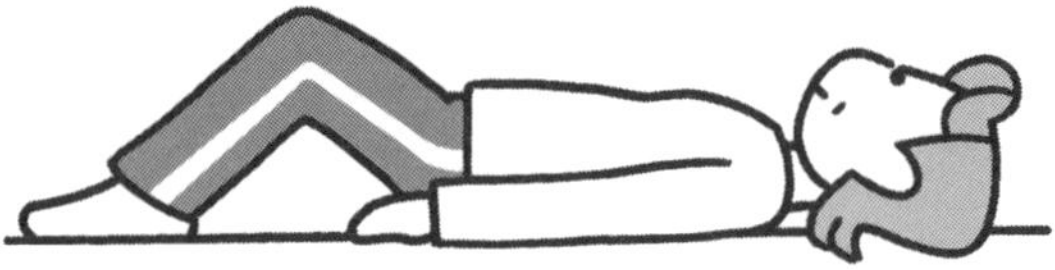

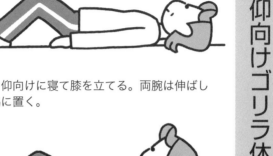

**1** 仰向けに寝て膝を立てる。両腕は伸ばして脇に置く。

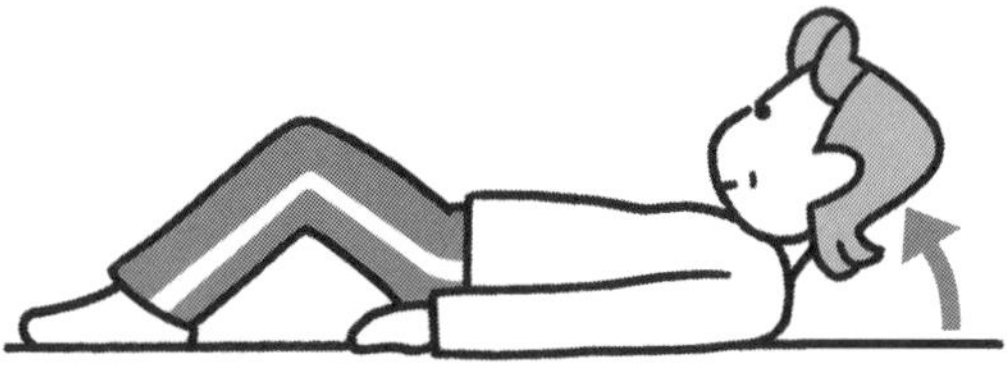

**2** ヘソを覗き込むようにして頭を持ち上げていき、できるだけ上げたら３秒ほどそのままにする。

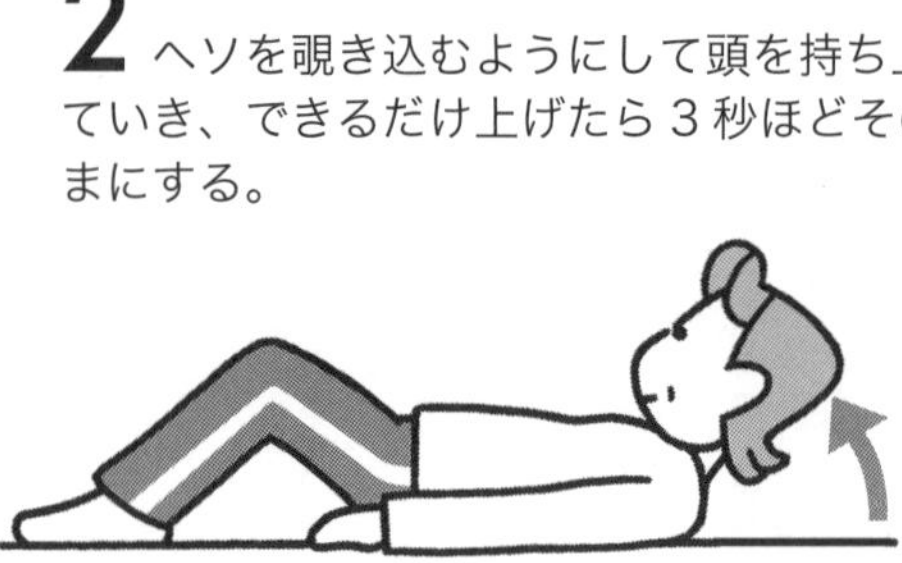

**3** 頭を元の位置に戻して、再び持ち上げる。この運動を５回ほどくり返す。

＊主に腹直筋が鍛えられる。

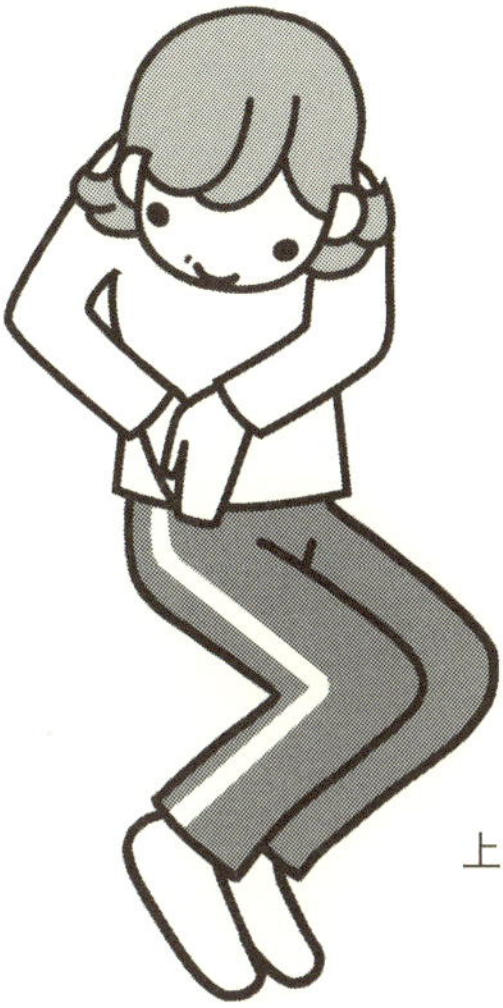

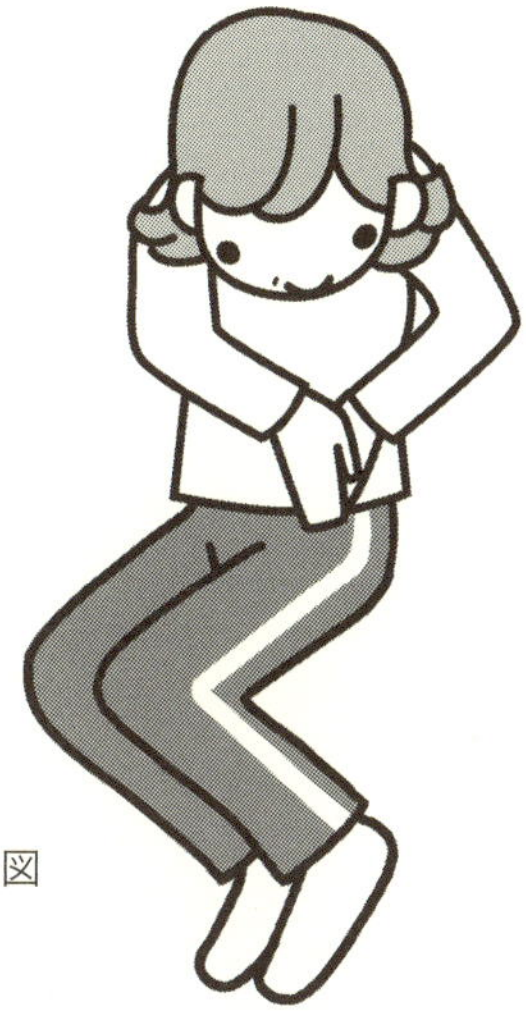

上から見た図

**4** 次に１の状態から両膝を揃えて右に倒す。そのとき、両手を重ねて伸ばし、膝を倒した側とは反対の左腹の上に置く。その両手を覗き込むように頭を持ち上げる。

**5** 膝と両手と頭を元の位置に戻し、今度は両膝を左に倒しながら、両手は右腹の上に置き、それを覗き込むように頭を持ち上げる。

**6** 膝と両手と頭を元に戻す。

**7** ４から６までの運動を５回ほどくり返す。

＊主に外腹斜筋と腹横筋が鍛えられる。

**ポイント**

１～３と４～７を別々に行なってかまいませんが、１度に組み合わせたほうが腹筋全体をバランスよく鍛えることができます。

# 起き上がり小法師《こぼし》体操

腹筋を鍛える。

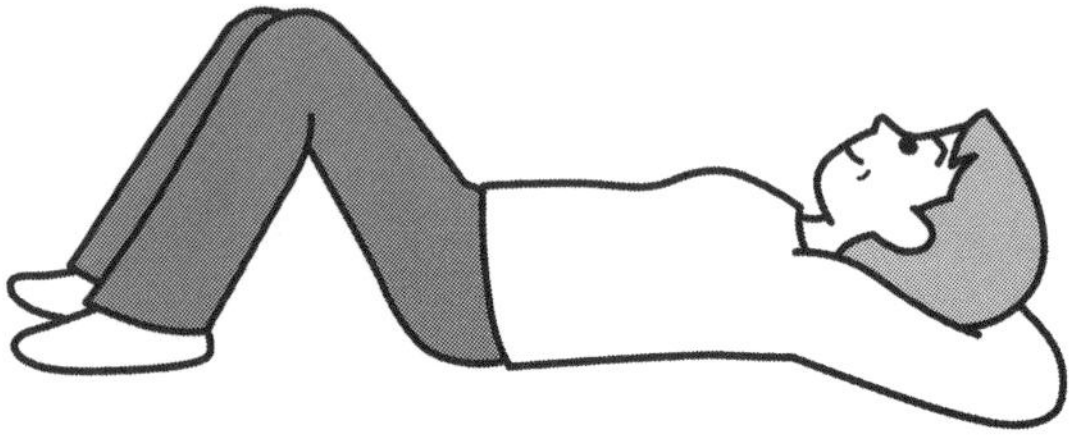

**1** 床に仰向けになる。
両手は頭の後ろに置く。強度を上げるために両手は組まないようにする。
両膝を立てる。

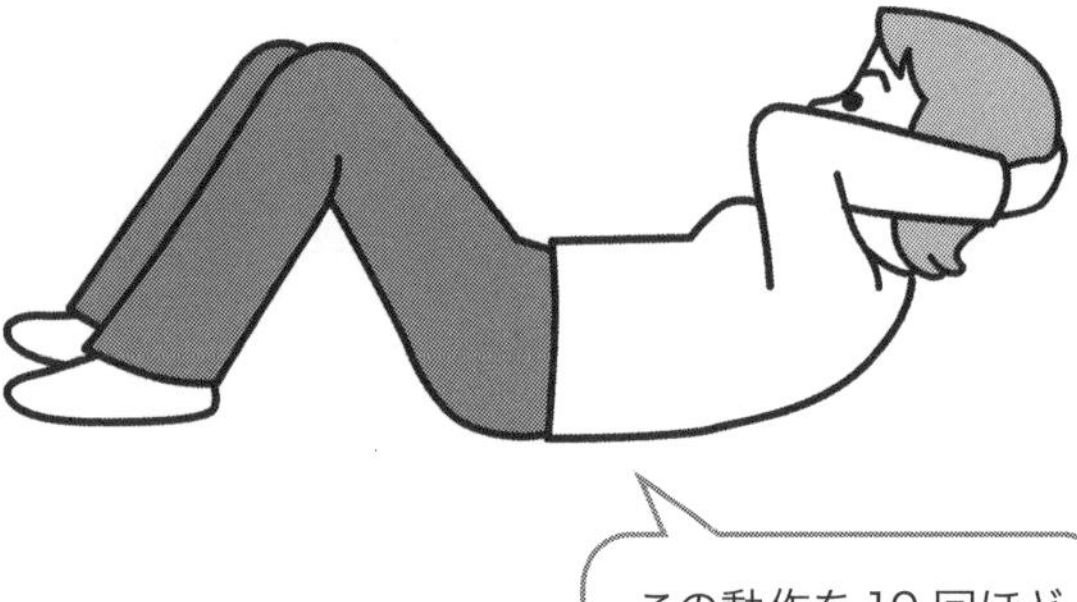

この動作を10回ほど繰り返す。

**2** 上体を起こせるところまで起こす。
そこで3秒ほど止めて元に戻す。

# 女王体操

腹横筋を鍛える。「起き上がり小法師体操」よりは、難度は高いが、余裕があれば挑戦する。

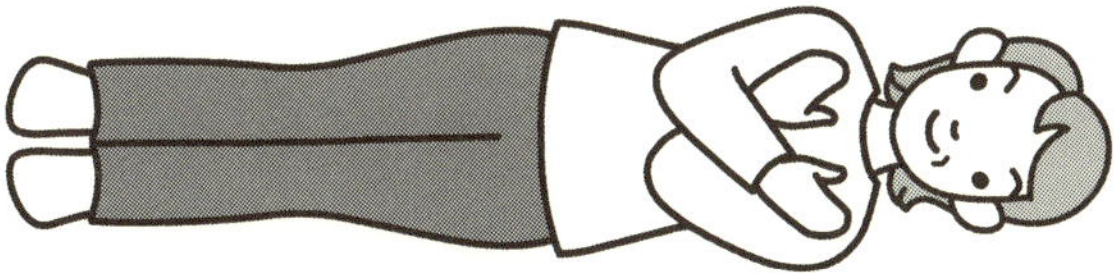

**1** 床に仰向けになる。
両手は胸の前で組む。

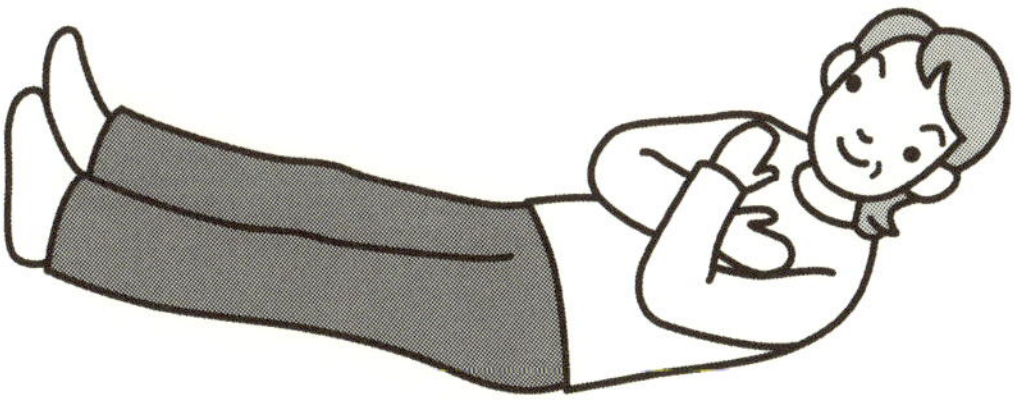

**2** 頭と両足を床から軽く浮かす。
この状態を５秒維持する。

同じ動作を５回
繰り返す。

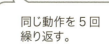

# L字体操

腸腰筋と腹筋を鍛える。

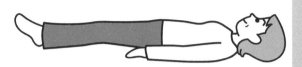

**1** 仰向けになる。
両腕は体の横に置き、手のひらを床につける。

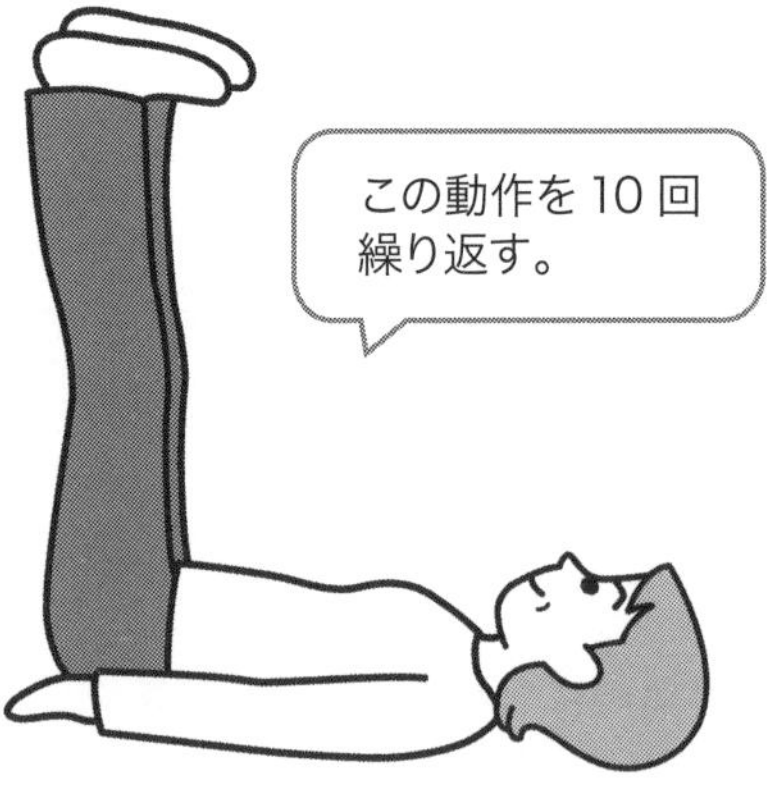


**2** 床につけた手のひらでバランスをとりながら膝を伸ばしたまま両脚を浮かせる。
浮かした両脚をゆっくりと持ち上げていく。
ゆっくり持ち上げるのは、反動をつけないため。
脚と上体が直角になるまで持ち上げたら、ゆっくりと元の位置に戻す。
持ち上げるのが苦しければ、はじめは上がるところまででよい。

# 中腰腕組み体操

ももまわりの筋肉を鍛える。

**1** 両脚を腰幅に開いて立つ。
肩の高さで両腕を重ねて少し前へ出す。

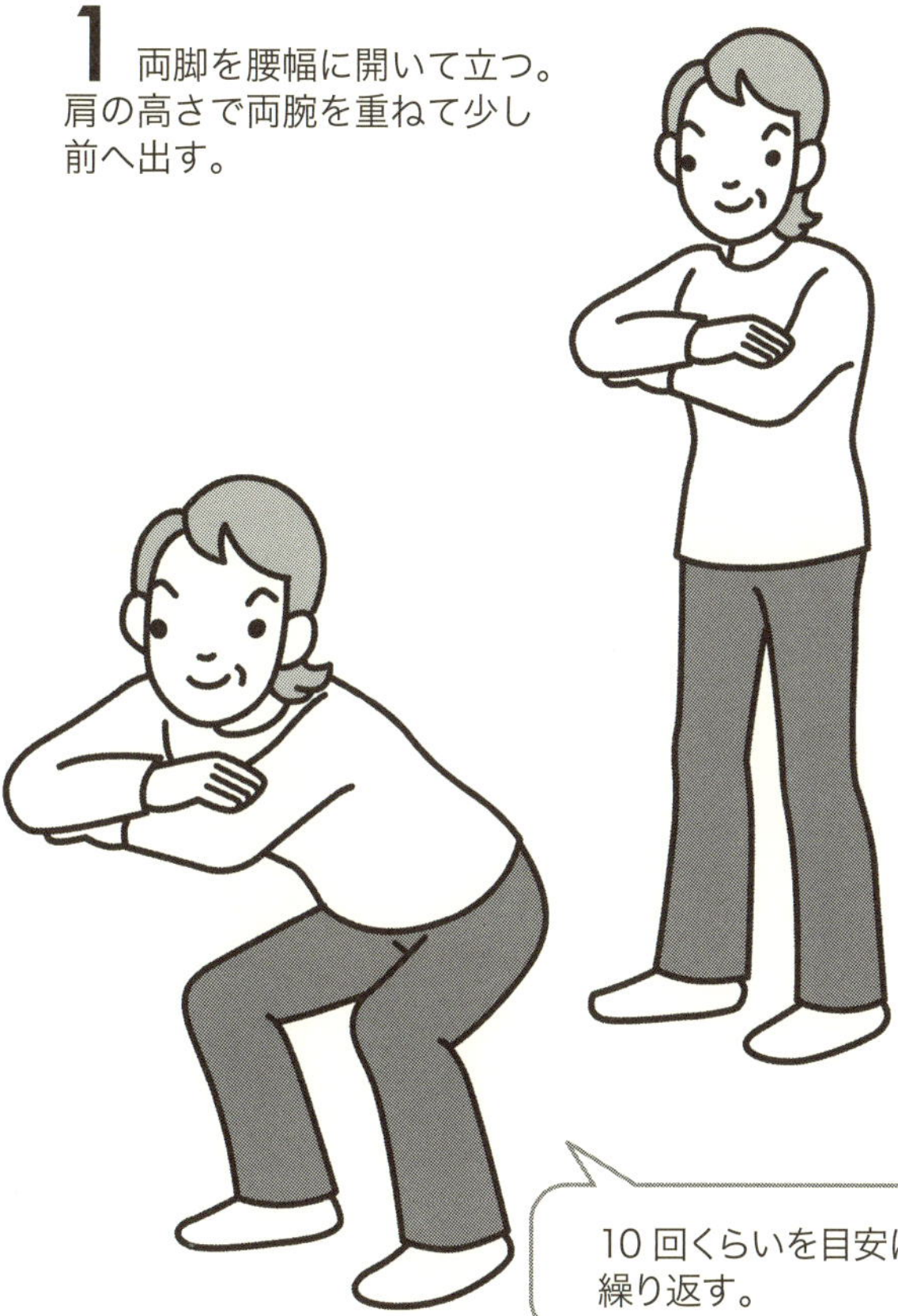

10回くらいを目安に
繰り返す。

**2** ゆっくりとお尻を下ろしていく。
このとき、お尻は後に突き出すようにする。太ももと床が平行になるまでお尻を下げる。

そこまで下げられなければ、下げられるところまででよい。はじめから無理をしない。

下げたお尻をゆっくりと元に戻す。

# 脚だけボルト選手体操

内股の筋肉をしっかり伸ばす。

**1** 両脚を広げて立つ。足幅は肩幅の２倍ほどに開く。

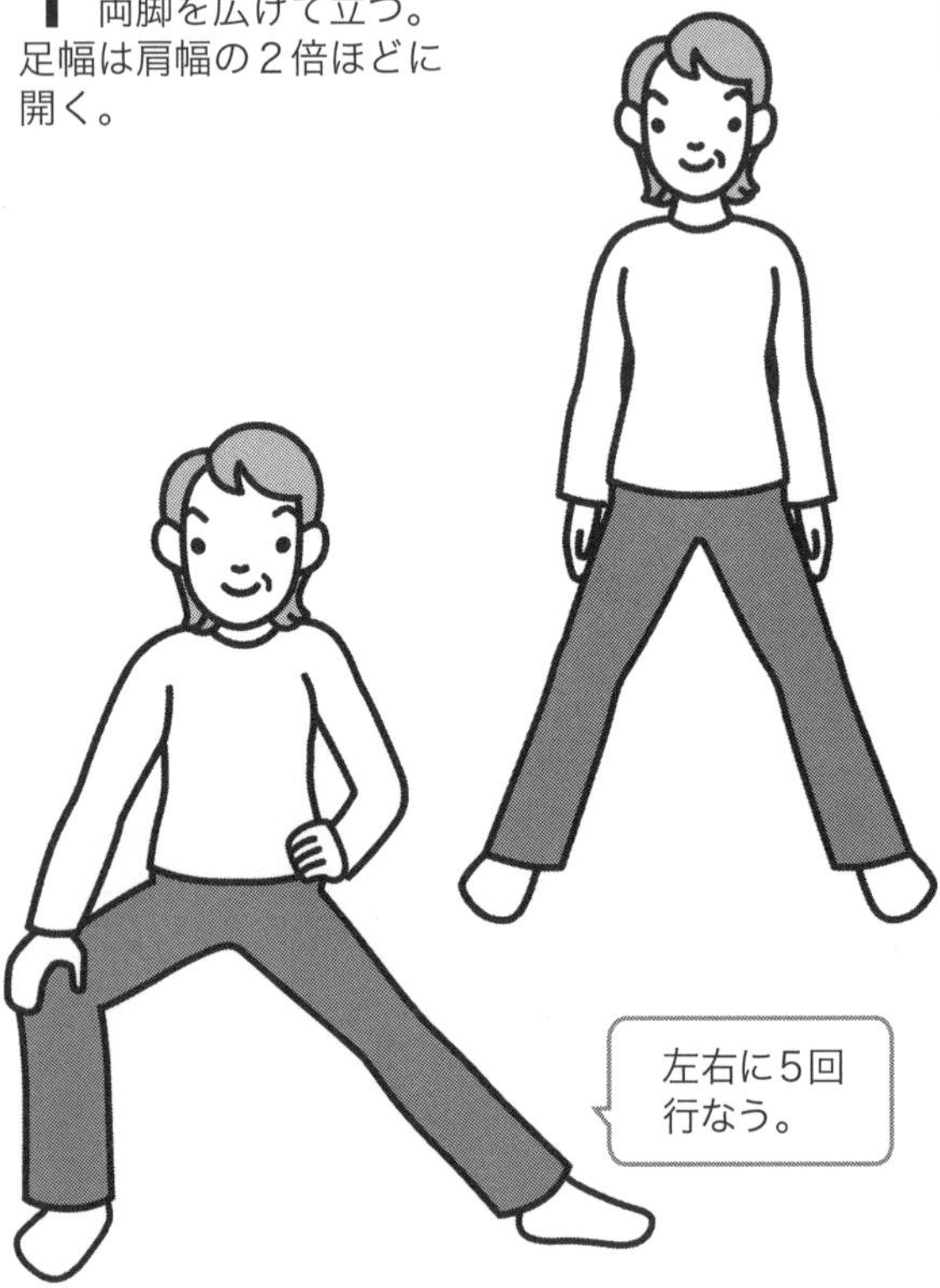


**2** 右膝に右手を置き、その膝を曲げながら重心を下げていく。できるだけ重心を下げたところで、その姿勢を 30 秒ほど維持する。このとき、左膝は伸ばしたままにしておく。元の姿勢に戻し、次は左膝を曲げながら、同じ動作をくり返す。

※硬くなっている内転筋が伸びてくる。

# 寝そべりマーメイド体操

内股の筋肉をしっかり伸ばす。

**1** 横向きに寝る。
下側の手は、まっすぐ頭上に伸ばす。
上側の手は、おヘソの前あたりの床につける。

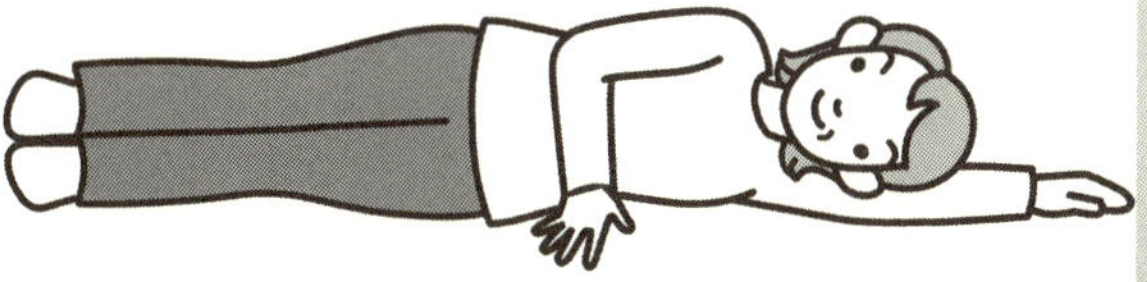

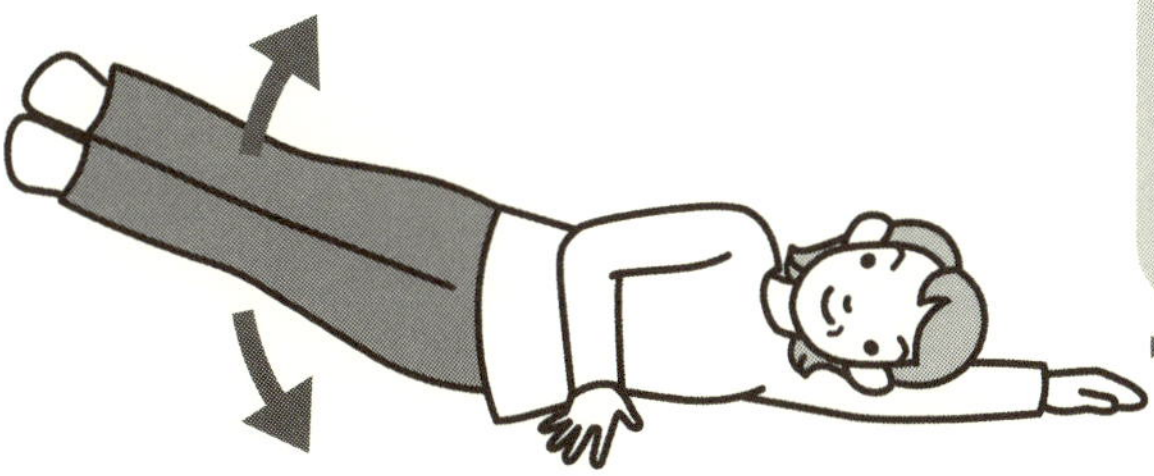

**2** 両脚を揃えたままで上げられるところまで上げる。1〜2秒その状態でいて脚を下ろす。

5回ほど繰り返す。

# 脚伸び縮み運動

太ももの筋肉が弱ると、つま先が持ち上がらず、すり足になって転倒しやすくなる。この運動は、太ももの筋肉を鍛えるのに向いている。床や布団の上、ソファでもできる運動

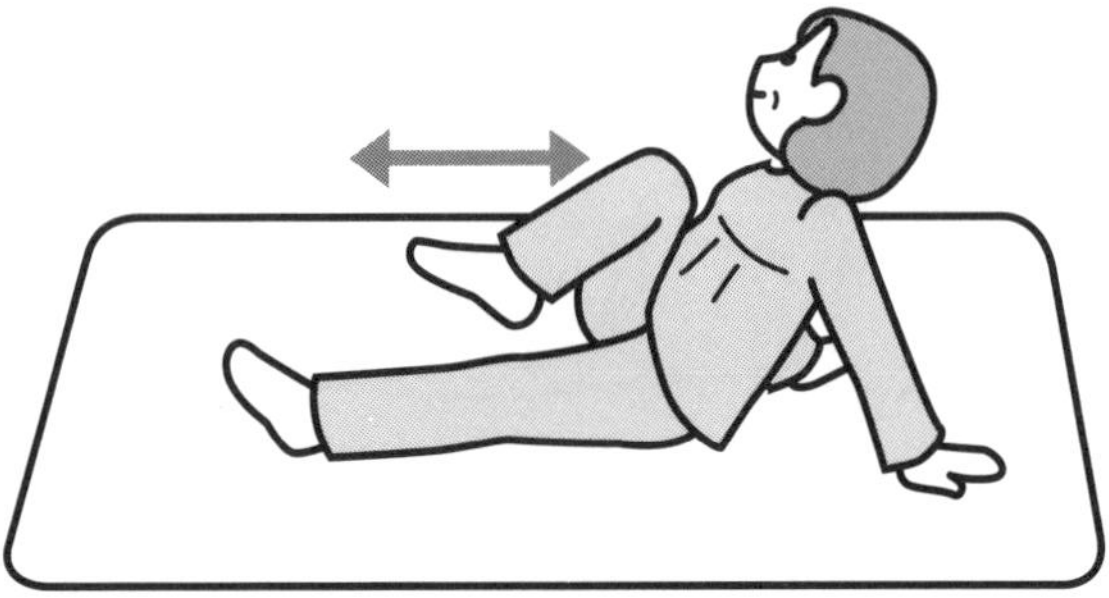

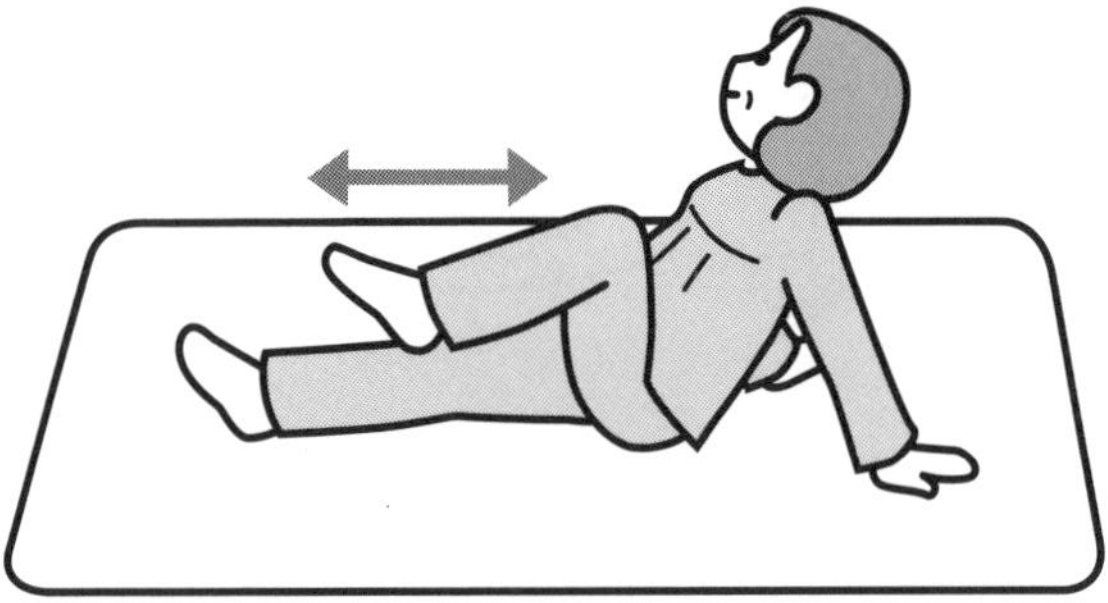

座った状態から両腕を後ろに回して上体を支える。両脚を伸ばし、ひざを交互に曲げて手前に引き寄せる。これを5回ほど繰り返す。

# もも裏ストレッチ

ストレッチは体の動きをよくするだけでなく、筋肉の活性化や筋肉の衰え防止の働きもする。太もも裏の筋肉は股関節やひざ関節の動きとも関係している。これは体に負担をかけず、もも裏をストレッチできる。

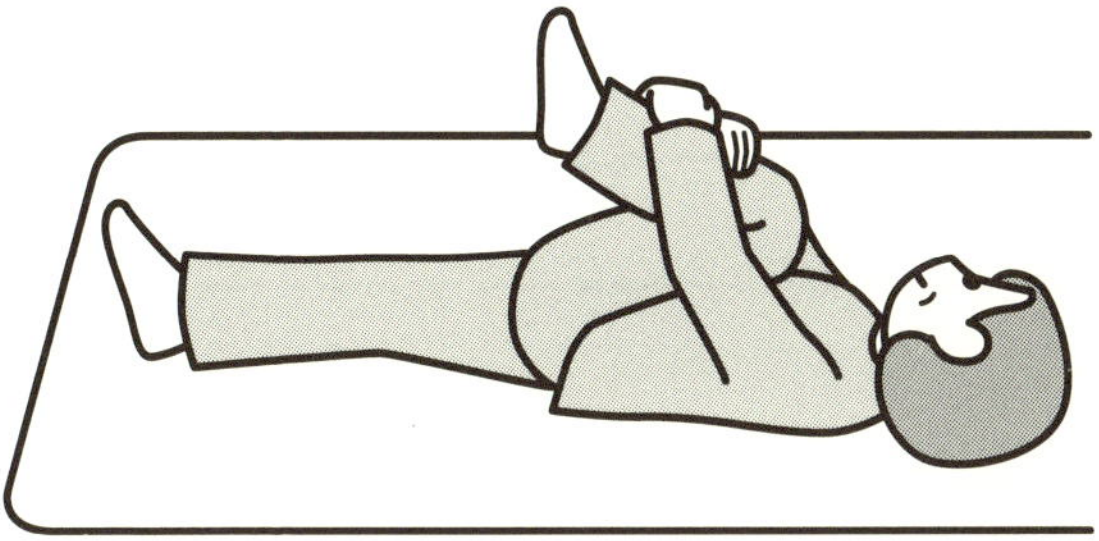

**1** 仰向けに寝た姿勢で、右脚のすねを両手で抱え込むようにしてひざを曲げながら手前に引き寄せる。ここまでを１回として５回ほど繰り返す。

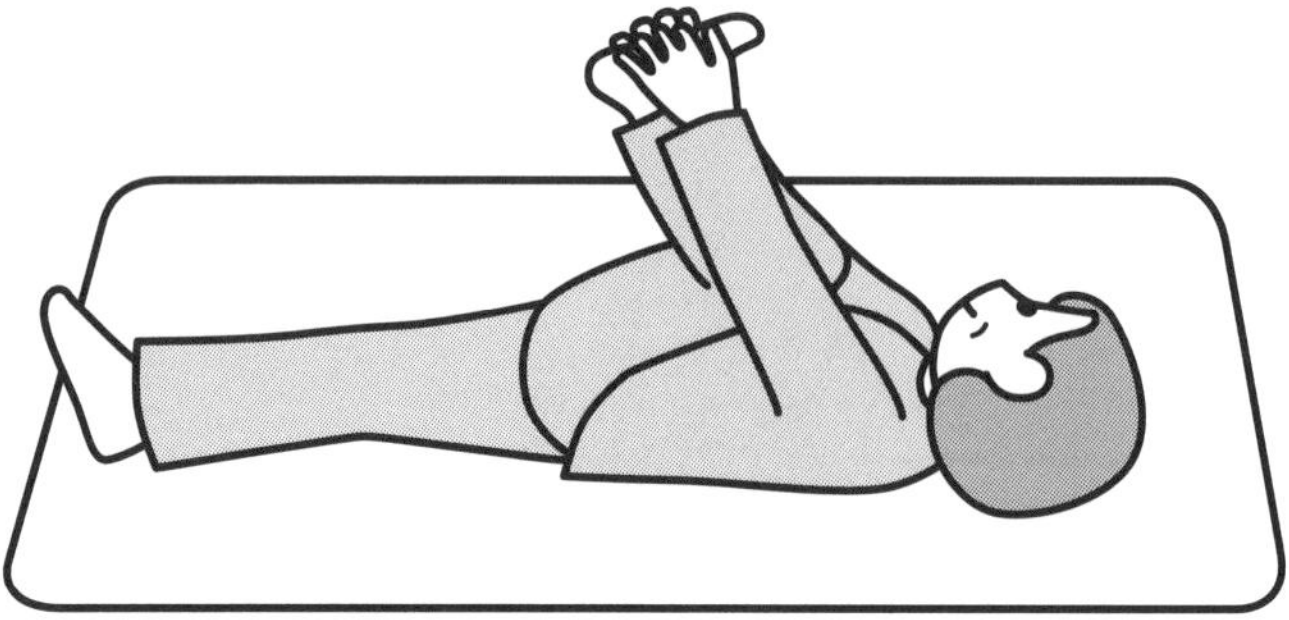

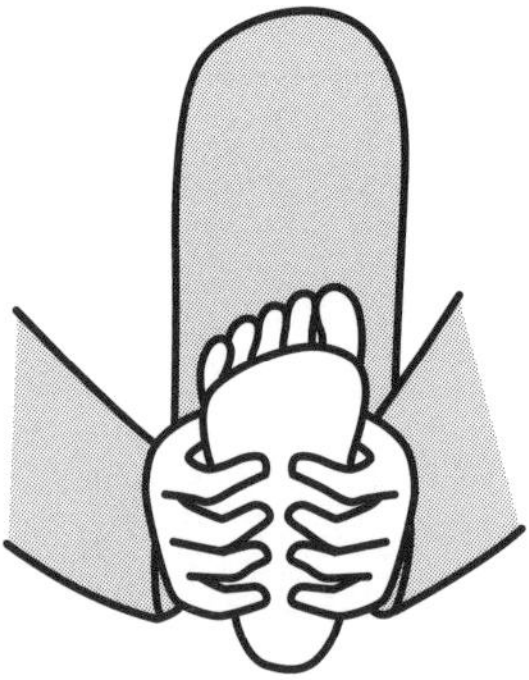

**2** 今度は、足裏を両手で押さえ、ひざを曲げながら手前に引き寄せる。これを右脚、左脚で行なって1回とし、全部で5回ほど繰り返す。すねを押さえて引き寄せるよりも太もも裏のストレッチ効果が大きい。足裏マッサージにもなる。

# 太ももストレッチ

太ももの表の筋肉は、ひざを前に出すときに働く。太ももストレッチは、この筋肉を活性化できる。床に座っているときは、体をちょっとずらすだけで簡単に行なうことができるストレッチである。

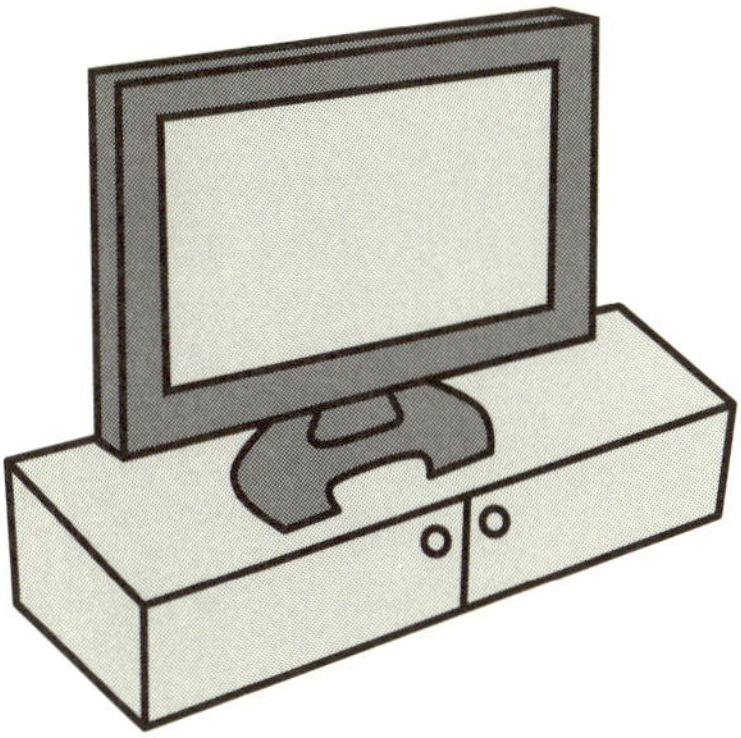

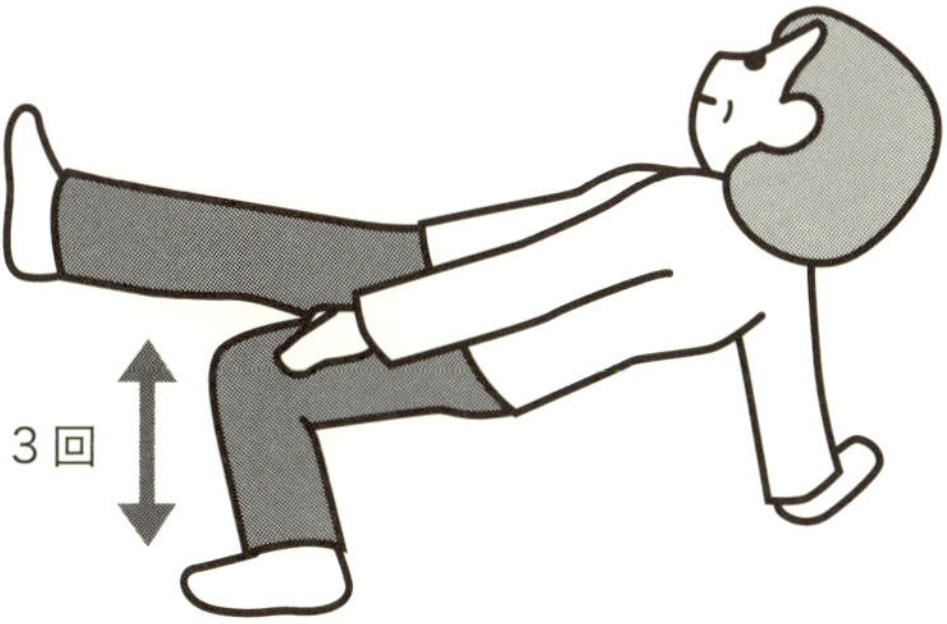


**1** 脚を伸ばしたまま、右側に体を傾け、右手を床につけて体を支える。右脚は真っすぐ伸ばし、左脚は「く」の字形に曲げる。こうすると左脚のひざが浮くので、左手で軽く押しながら、ゆっくりひざを床に付けたり離したりを３回ほど繰り返す。

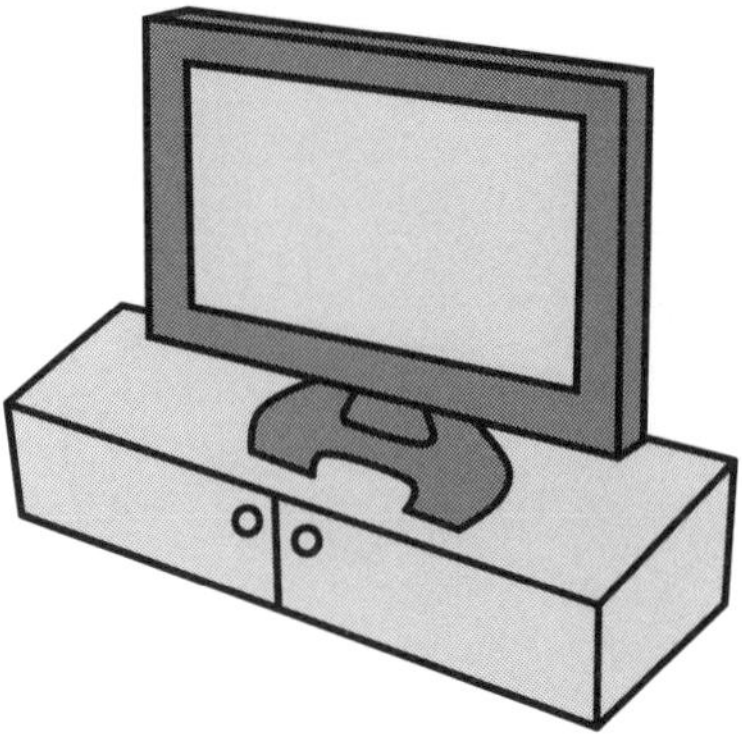

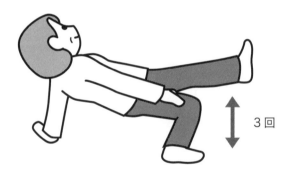


**2** 今度は、体を左側に傾け、左手を床につけて体を支える。左脚はまっすぐ伸ばし、右脚は「く」の字形に曲げる。こうすると、右脚のひざは浮くので、右手で軽く押しながら、ゆっくりひざを床に付けたり離したりを3回ほど繰り返す。

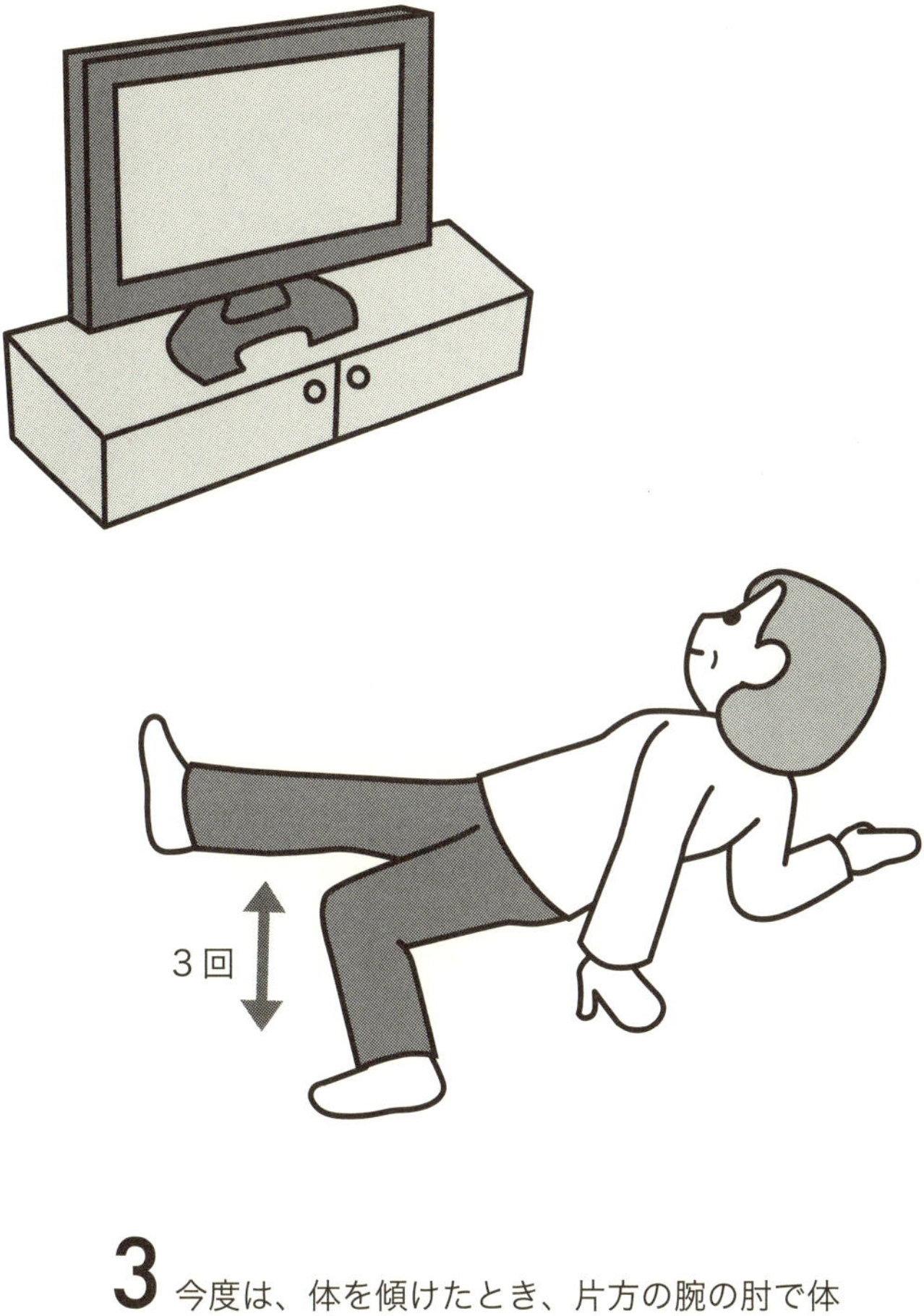


**3** 今度は、体を傾けたとき、片方の腕の肘で体を支え、もう一方の手も後ろの床に付けて支える。この状態でひざを床に付けたり離したりを３回ほど繰り返す。このストレッチを左側と右側でそれぞれ行なう。脚の力だけで上下させるのでより効果的に鍛えられる。

# お尻上下体操

お尻の筋肉を鍛える。

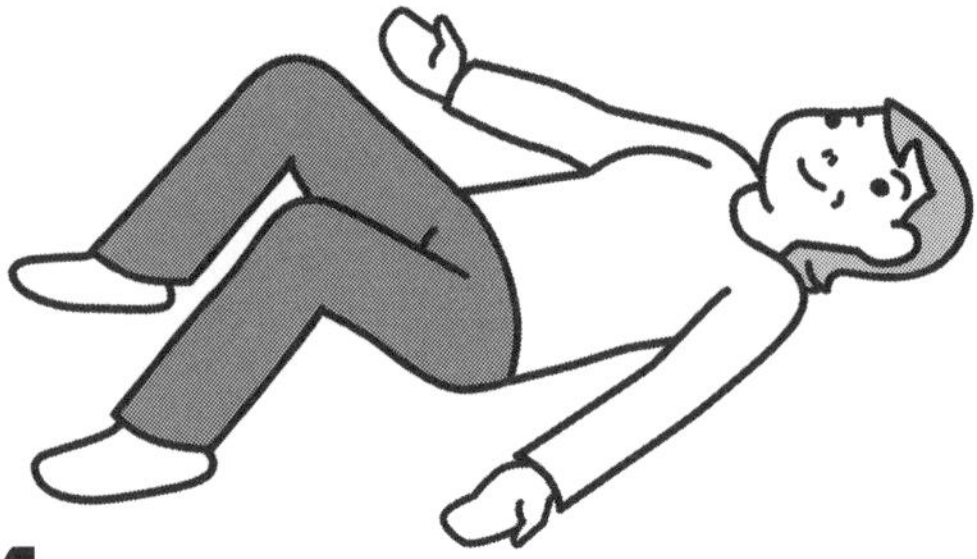

**1** 床に仰向けになる。
腰幅の広さに脚を開き、ひざを立てる。両腕を斜め下に「八」の字に開いて伸ばす。このとき手のひらは開いて上に向ける。

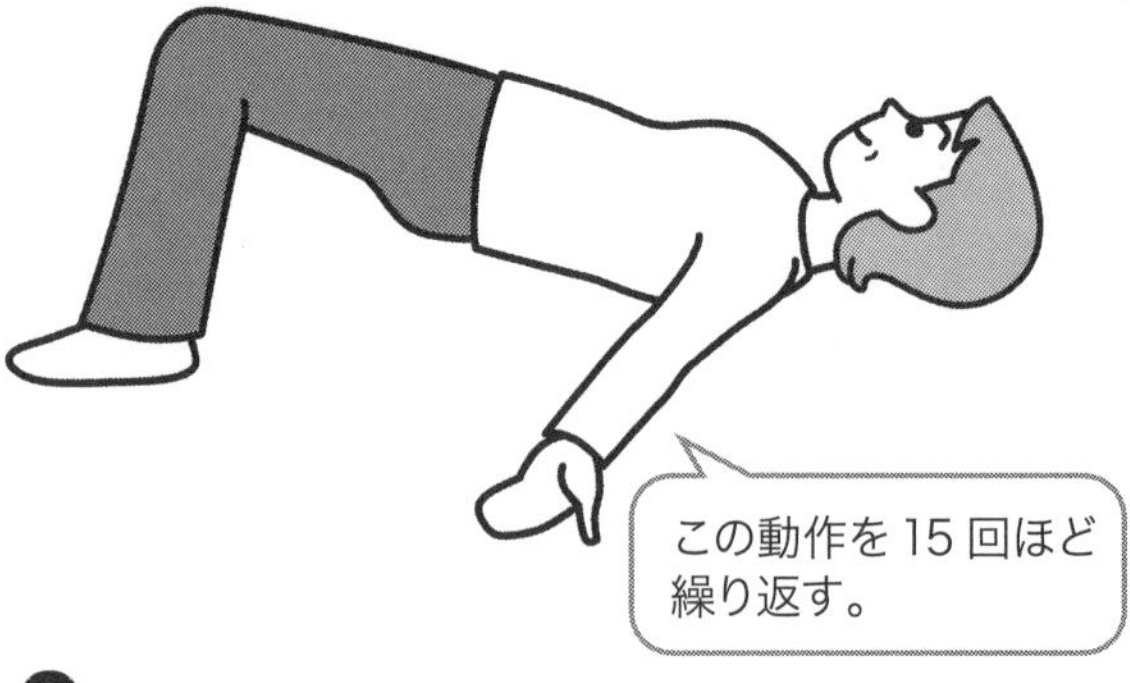


**2** そのままの姿勢でお尻を上に引き上げる。

# お尻フリフリ体操

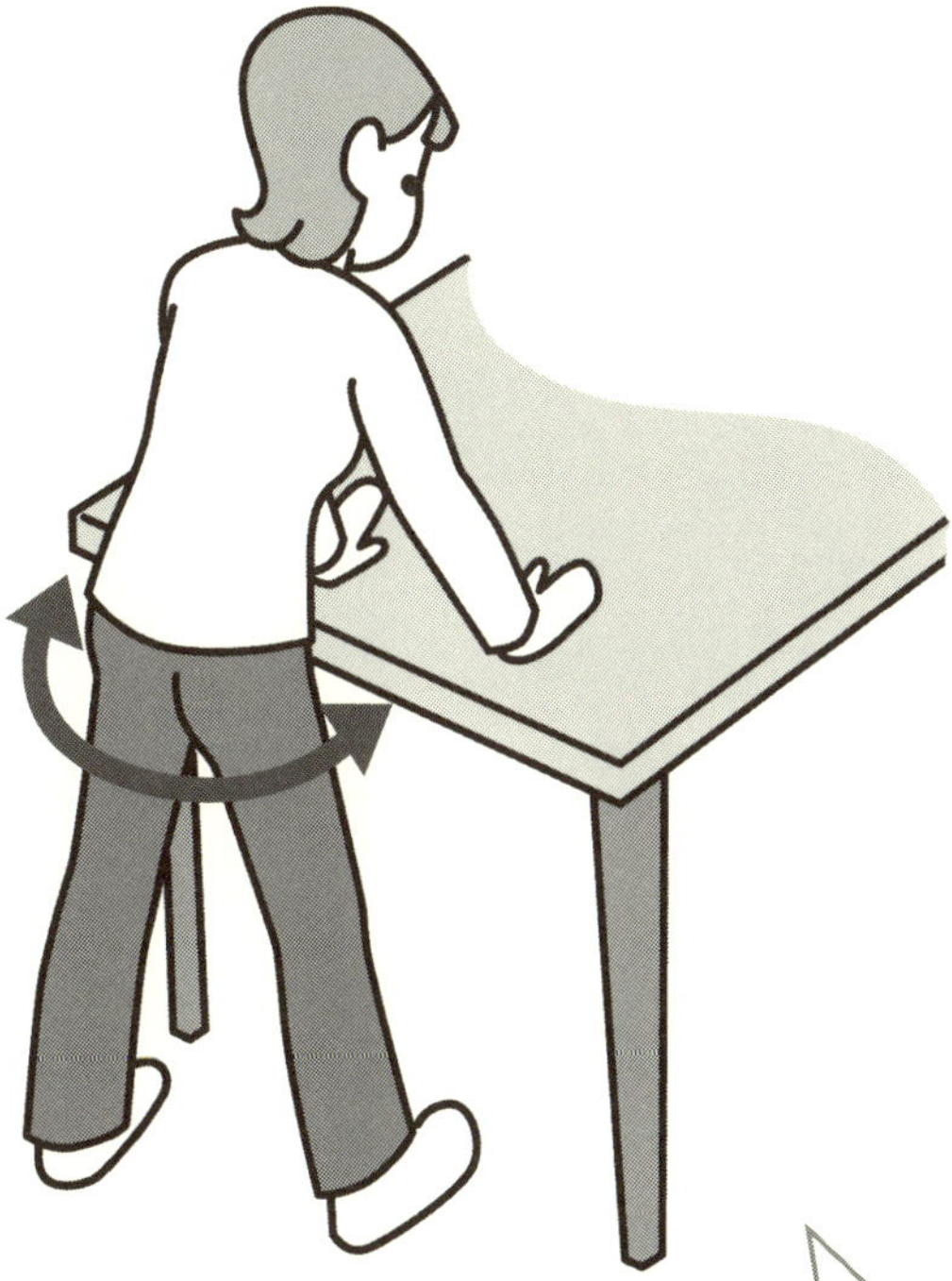

この動作を1分ほど
続ける。

**1** 脚を肩幅に開いてテーブルに手をついて立つ。

**2** 手脚は伸ばしたままゆっくりお尻を左右に振る。

# ドスコイ！ドスコイ！体操

足腰全体の筋肉を鍛える体操。おすもうさんになった気分で、力強く「ドスコイ！」

**1** 背筋をまっすぐ伸ばし、両足を肩幅よりも大きめに開いて立つ。足先は「八」の字型に。

**2** ひざを曲げ、できるだけ腰を落とす。このとき、お尻が後方に突き出さないように注意する。

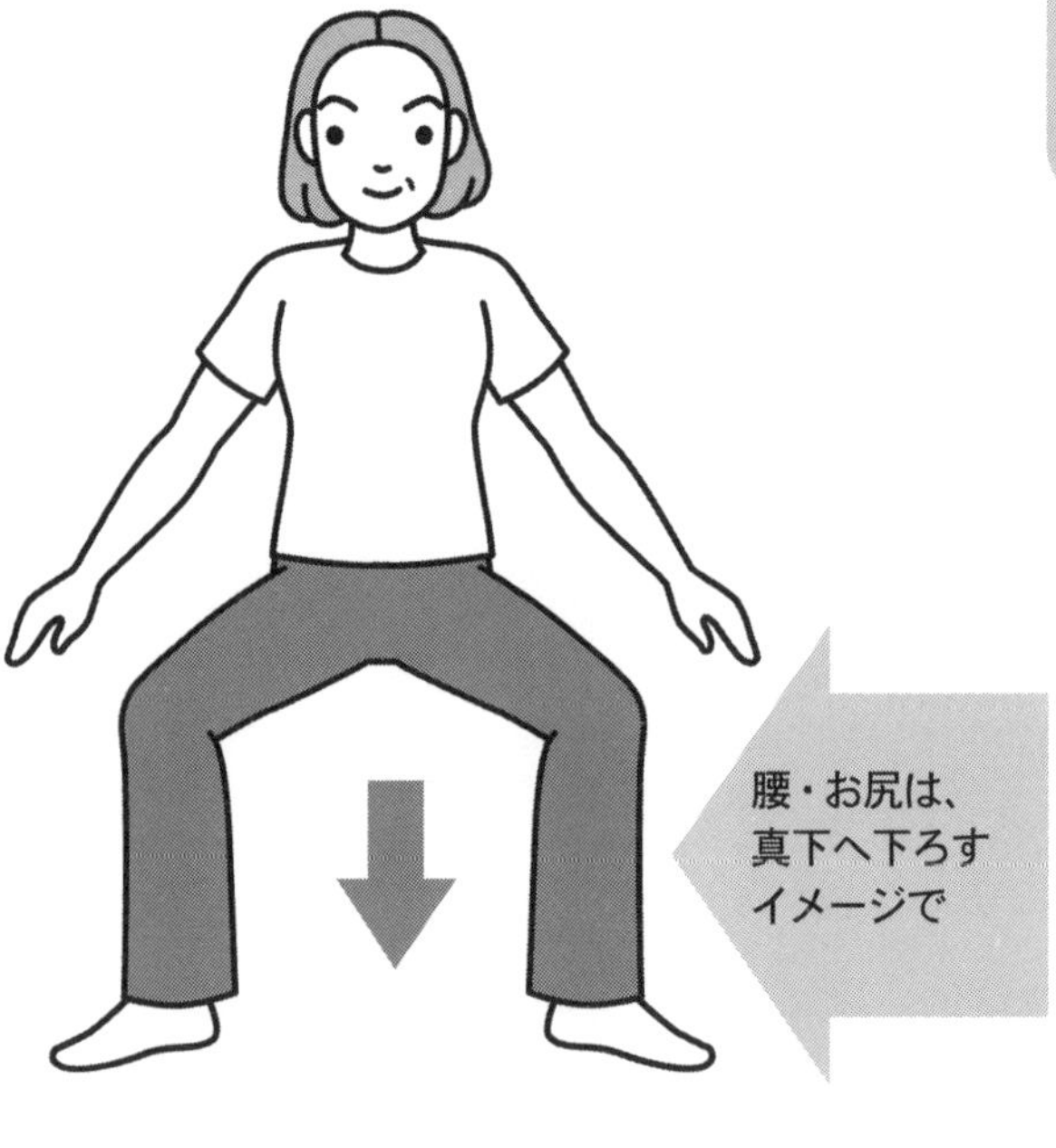

**3** そのままの姿勢で、
両方の手を胸の前に置き、
手のひらを開く。

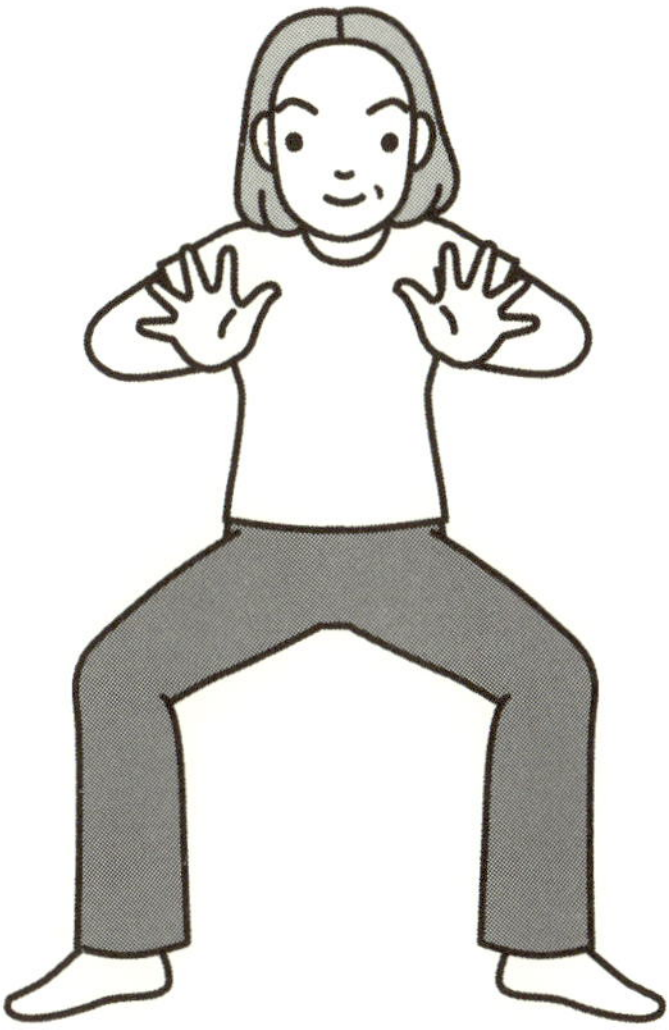

**4**「ドスコイ！」と言いながら、片方の手のひらを前方へ突き出す。同時に体重を突き出した手と同じ側の足先へ移動させる。
反対側も同様に。10回。

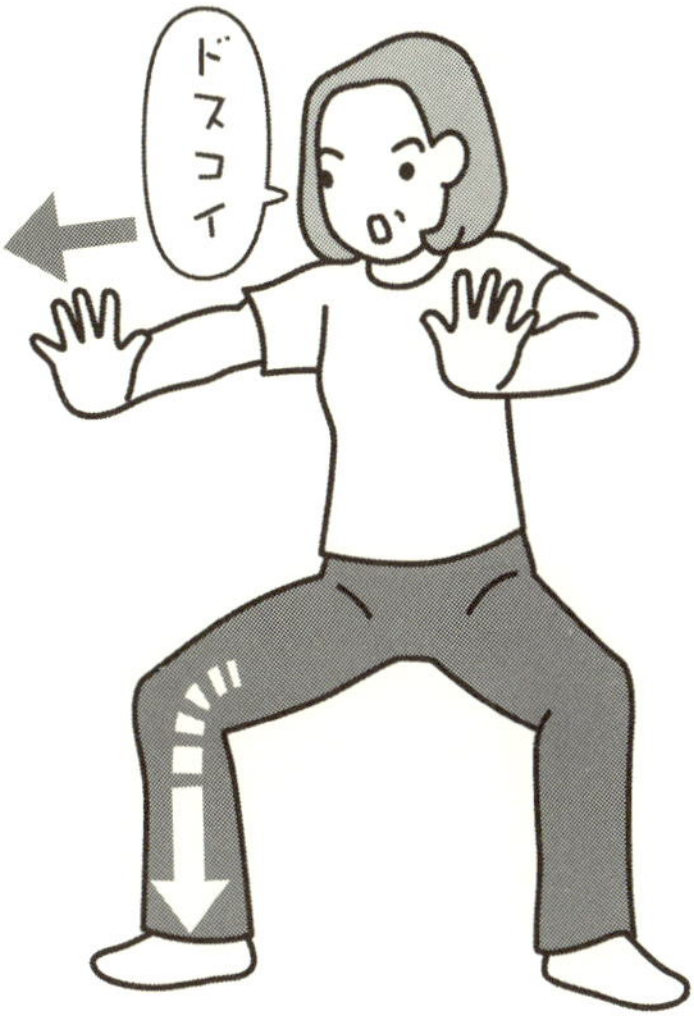

# かかとバイバイ体操

足先を「バイバイ」するように左右に振る。腰〜下半身の筋肉を鍛える。

**1** 両足を肩幅程度に開いて、まっすぐ立つ。左右の手は腰にあてる。

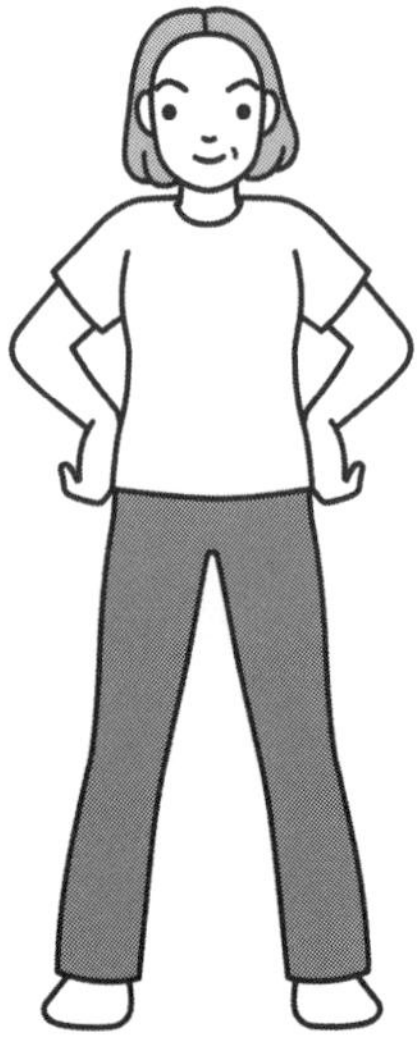

**2** 片側の足を一歩前に出し、出した足のつま先を上げる。かかとは床から離さないようにする。

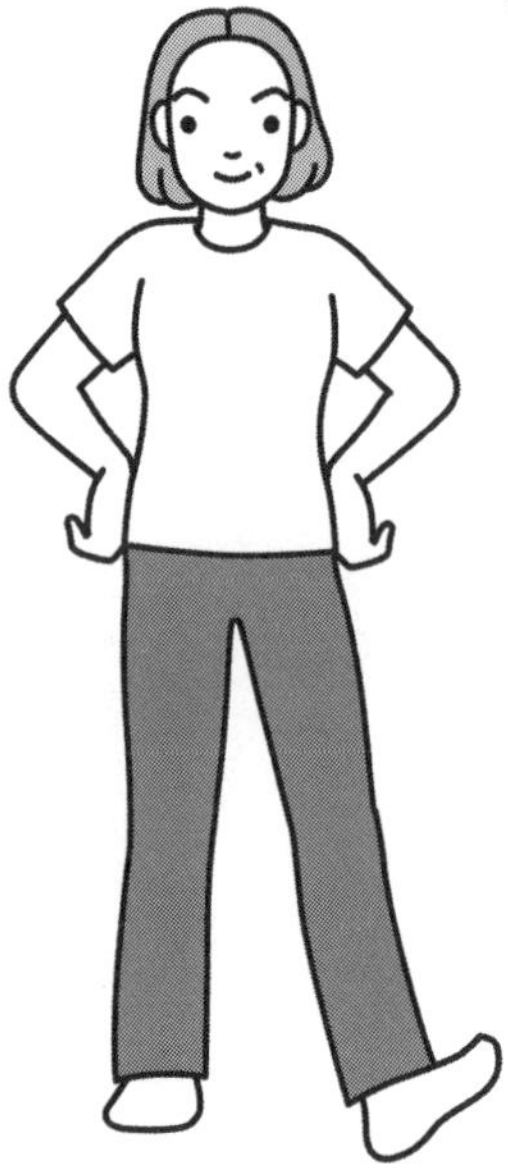

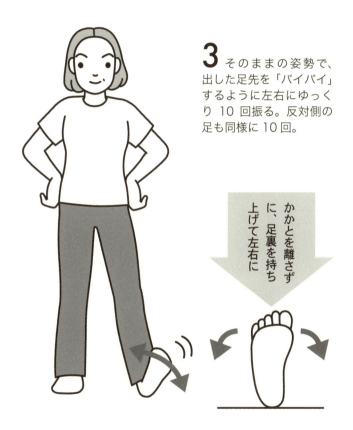

**3** そのままの姿勢で、出した足先を「バイバイ」するように左右にゆっくり 10 回振る。反対側の足も同様に 10 回。

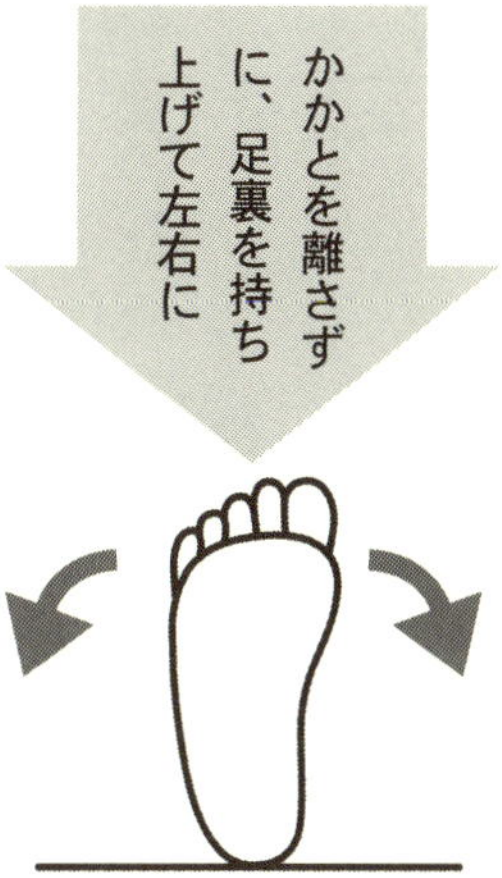

# 足の振り子体操

足腰の筋肉を鍛える体操とストレッチ、2つの効果がある一挙両得な体操。

**1** 壁に片側の手をつき、まっすぐに立つ。足は肩幅程度に開き、もう一方の手は腰に当てる。

**2** 壁についた手と同じ側の足をひざを伸ばしたままゆっくり前方に上げる。できる範囲でかまわない。上体を倒さないように注意する。

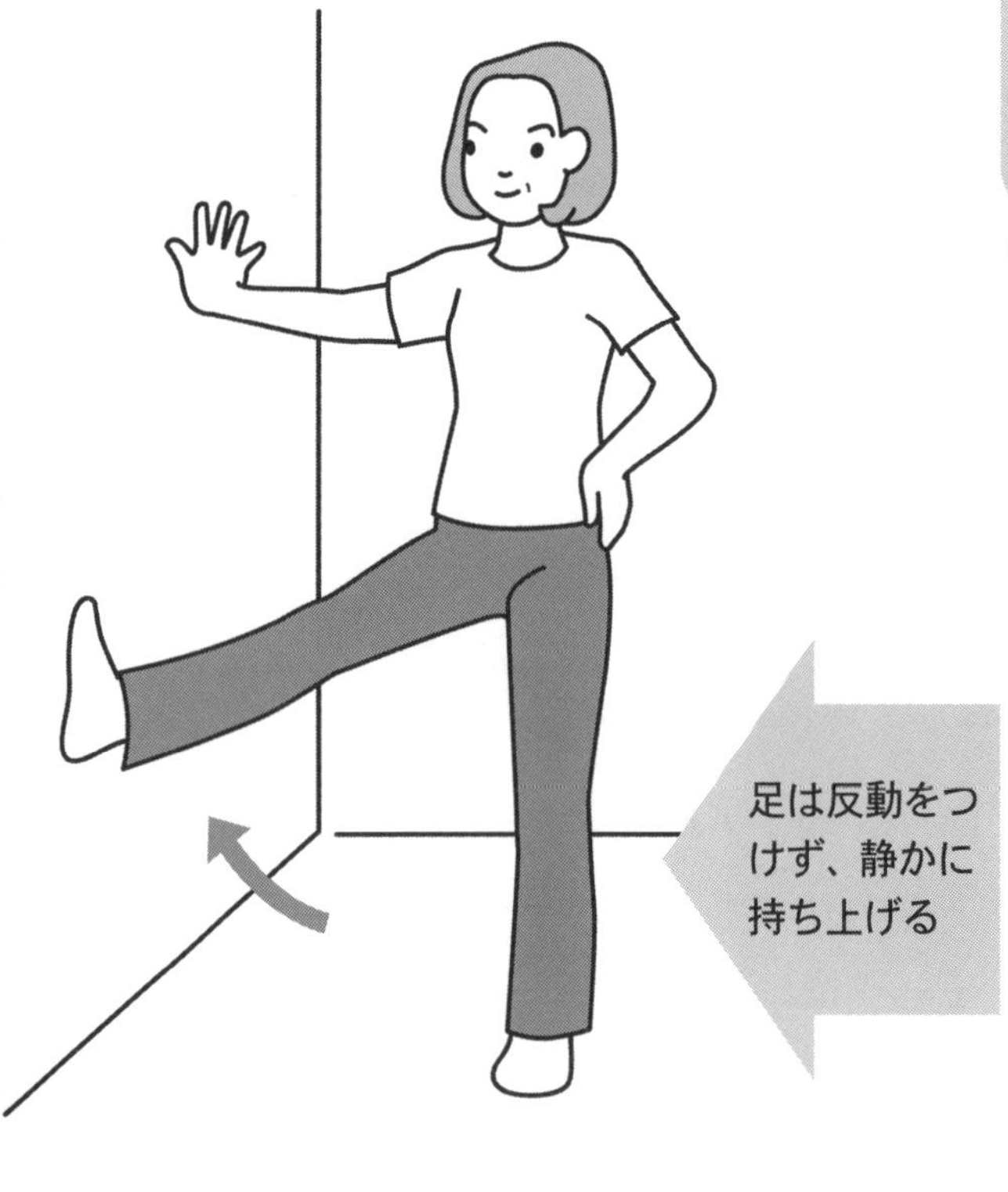

**3** 上げた足をゆっくり下におろし、１歩前に着地させる。

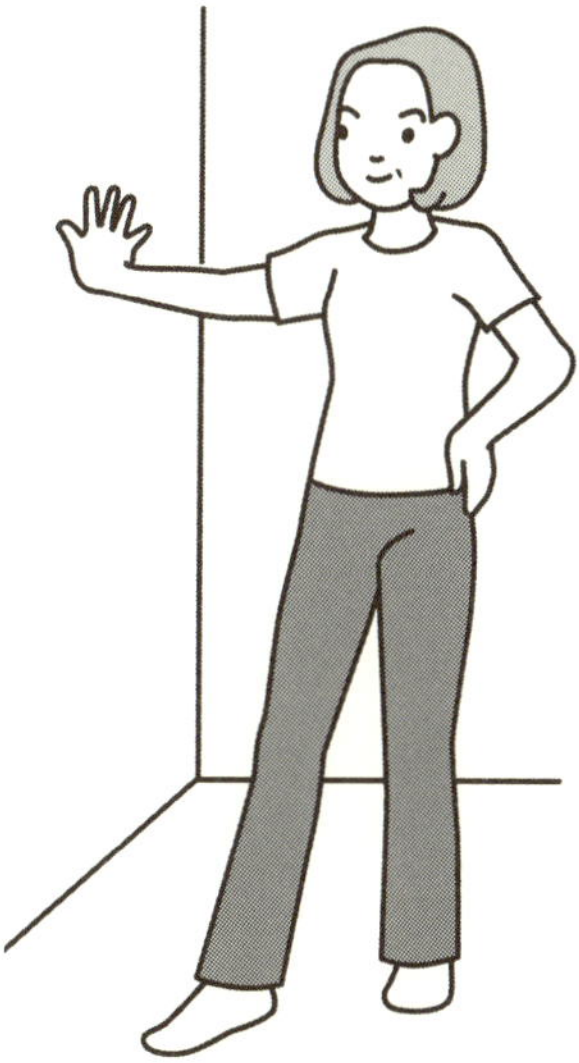

**4** 前に出した足に体重を移動させ、後ろ足を充分に伸ばす。後ろ足のかかとは離してよい。②～④を５回くり返す。反対側の足も同様に行なう。

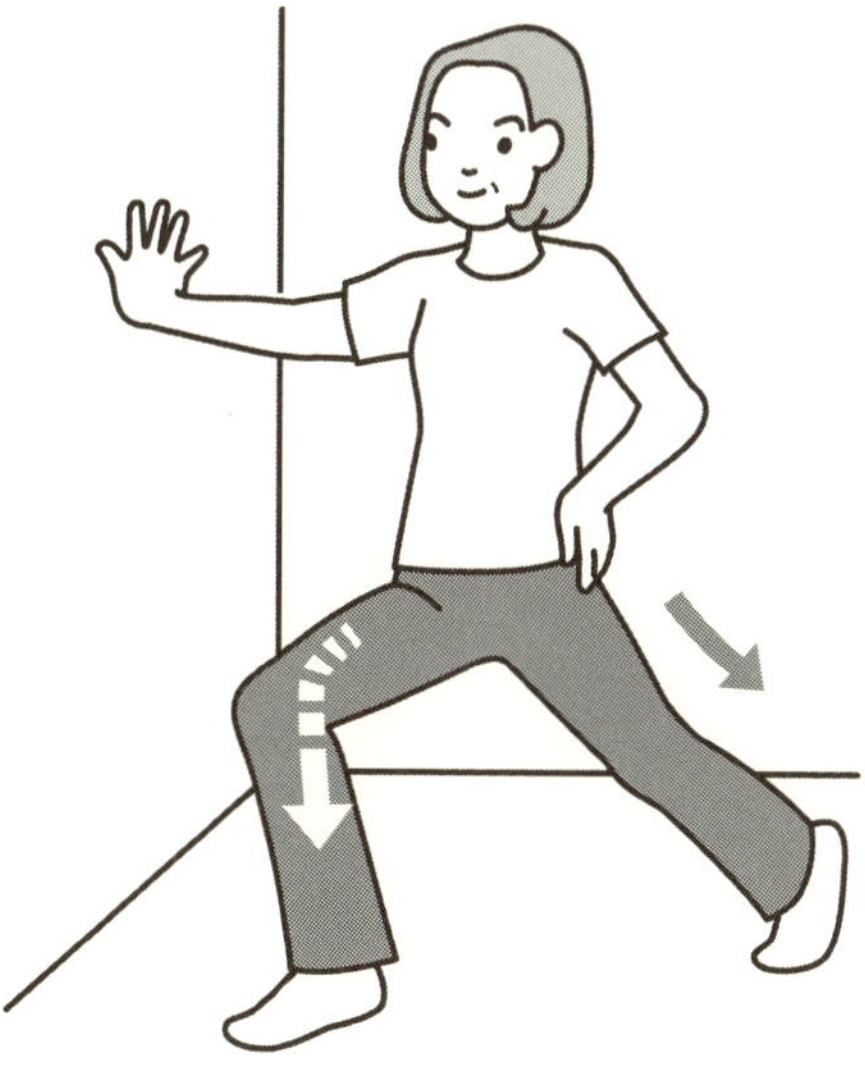

# スキー体操

スキーをする雰囲気で楽しく！まっすぐ進む直滑降と、斜めに進む斜滑降を模して行なう。

## 〈直滑降〉

**1** 肩幅よりも狭めに足を開いて、背筋を伸ばして立つ。

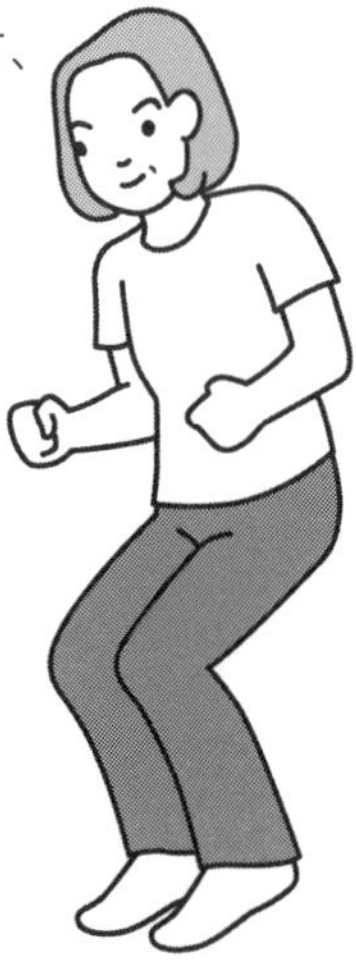

**2** ひざを曲げて軽く腰を落とし、ストックを持っている感じでこぶしをつくり、腕を曲げて脇をしめる。

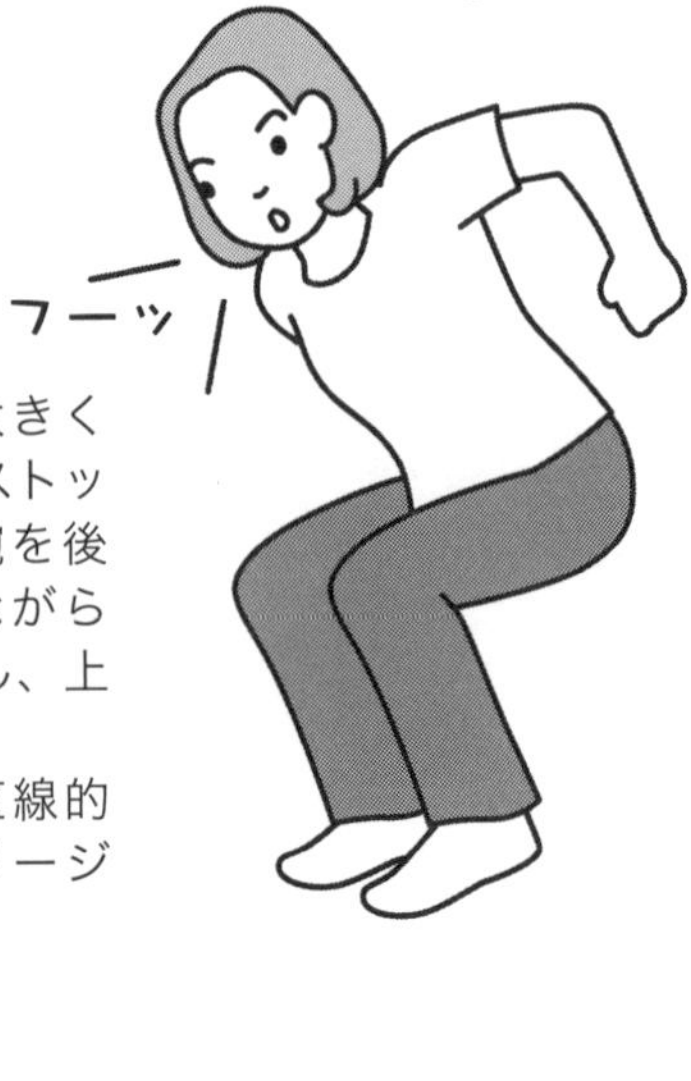


**3** 「フーッ」と大きく息を吐きながら、ストックをかくように腕を後方へ大きく振りながら腰をさらに落とし、上体を倒す。
斜面をスキーで直線的に降りるのをイメージして。
３回くり返す。

## 〈斜滑降〉

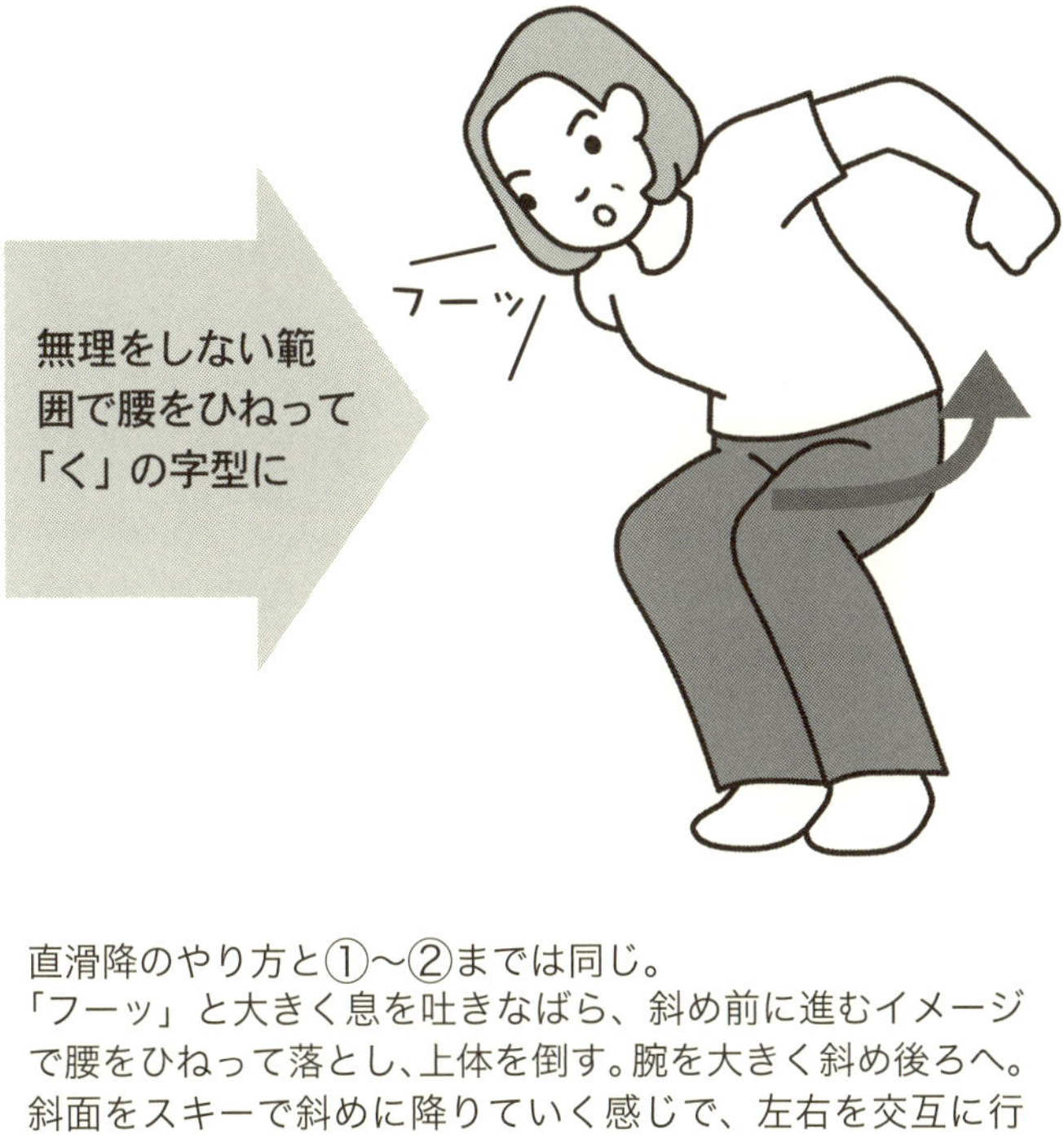
無理をしない範
囲で腰をひねって
「く」の字型に
フーッ

直滑降のやり方と①〜②までは同じ。

「フーッ」と大きく息を吐きながら、斜め前に進むイメージで腰をひねって落とし、上体を倒す。腕を大きく斜め後ろへ。斜面をスキーで斜めに降りていく感じで、左右を交互に行ない、3回くり返す。

# きらきらシンクロ体操

床の上でシンクロナイズドスイミングを行なうように手足を動かす。

**1** 床や布団の上に仰向けになって寝て、手足を伸ばす。

**2** 片側の足と手をまっすぐ上に伸ばす。足先、指先をできるだけピーンと伸ばして。

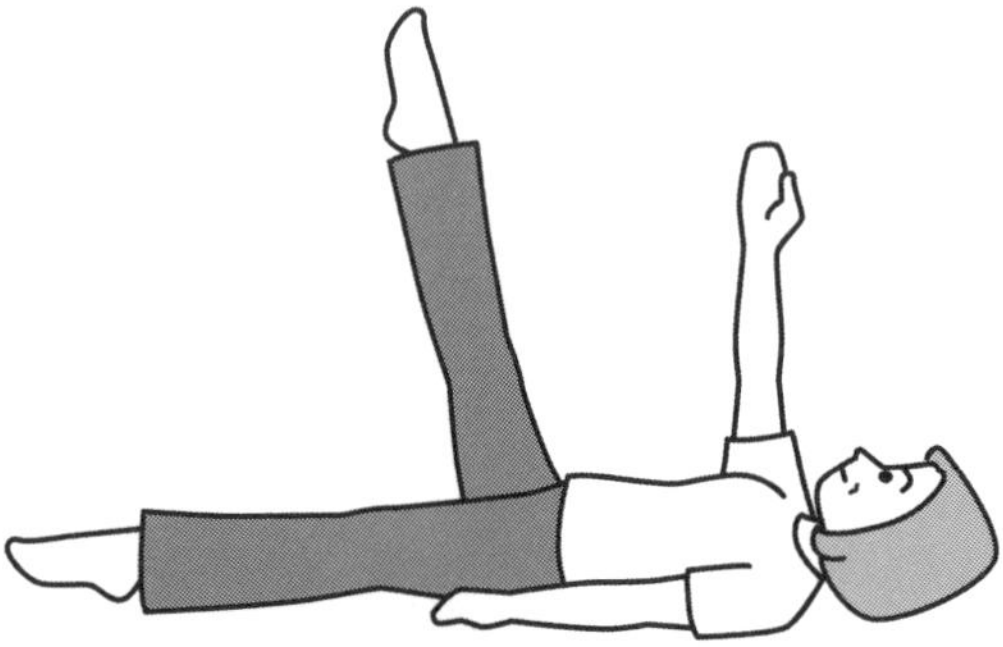

**3** 伸ばした足と手を〝きらきら〟させるよううに小刻みに半回転する。10〜15 秒間続ける。反対側の手足も同様に 10〜15 秒間行なう。左右を交互に3回ずつ。

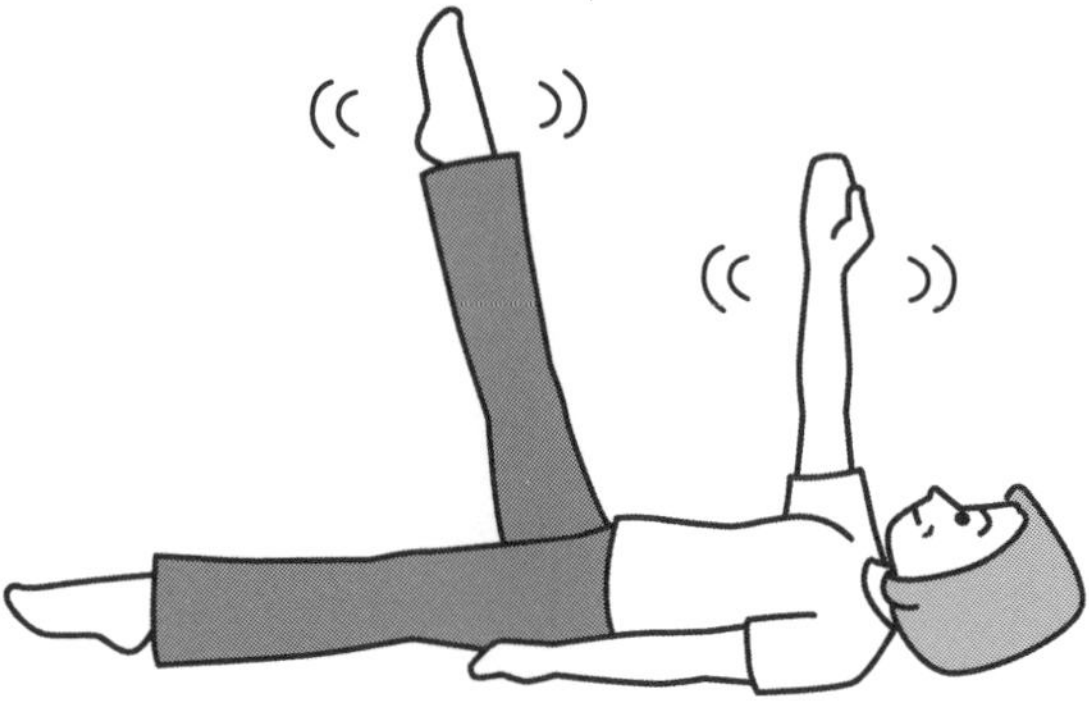

**4** 体勢を横向きに替え、上側の手と足をまっすぐ上に伸ばし、〝きらきら〟と小刻みに半回転させる。10～15 秒間続ける。

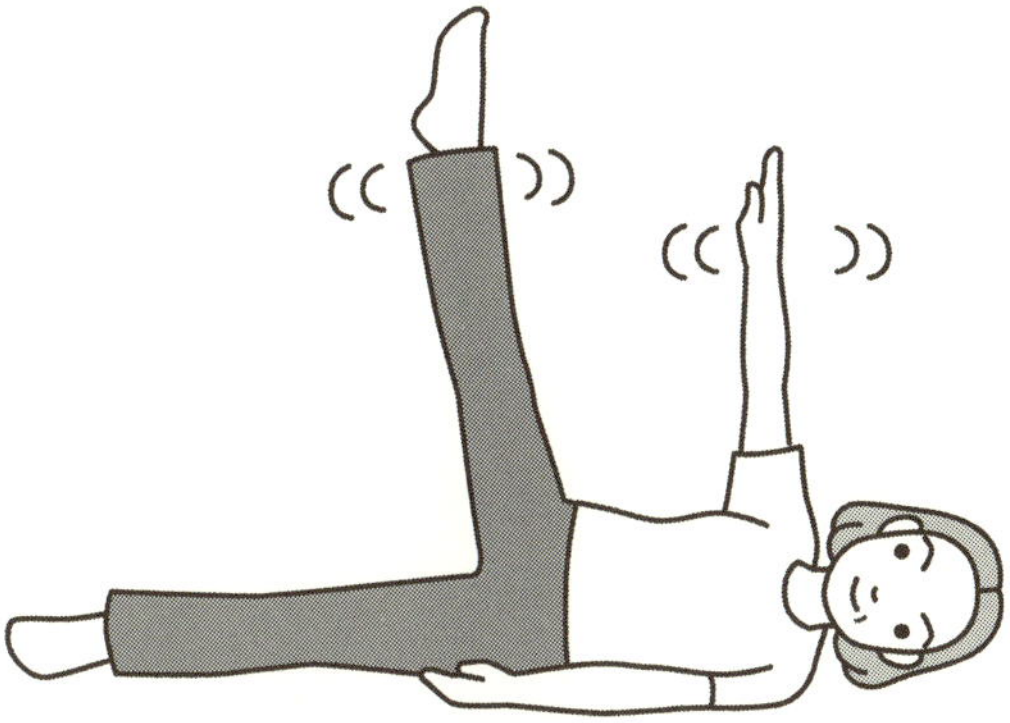

**5** 体の向きを反対方向へ替え、上側の手足も同様に 10～15 秒間行なう。左右を交互に 3 回ずつ。

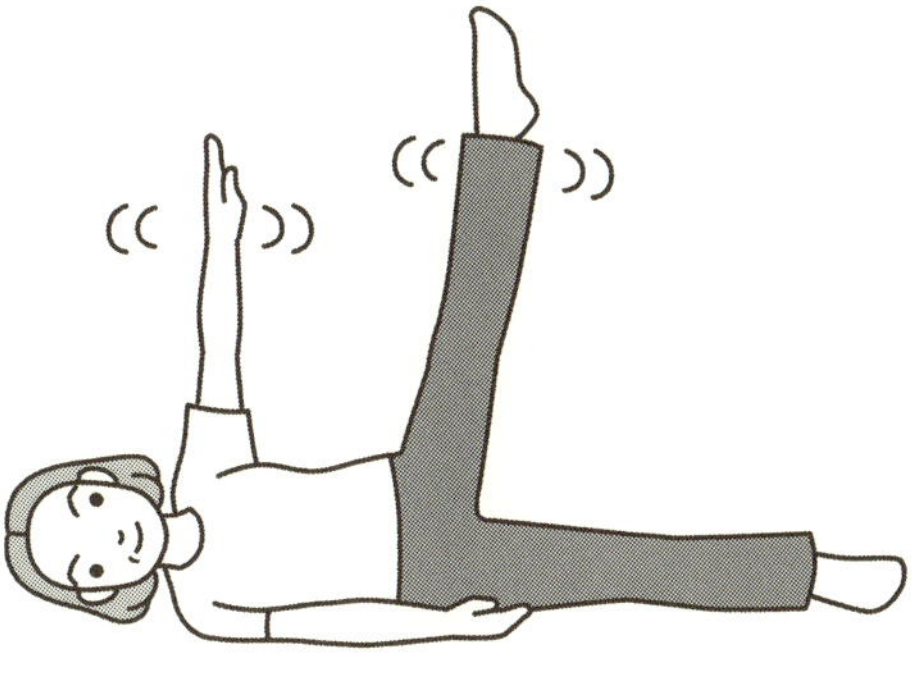

## 「大」の字ゆっくりスクワット

腰の筋肉コルセット、太ももの筋肉サポーターを鍛えながら、体の軸も安定させる体操。

**1** 足先を外側に向け、足を肩幅よりも大きく開いてまっすぐに立つ。両手を広げて肩の高さに上げ、「大」の字型になる。

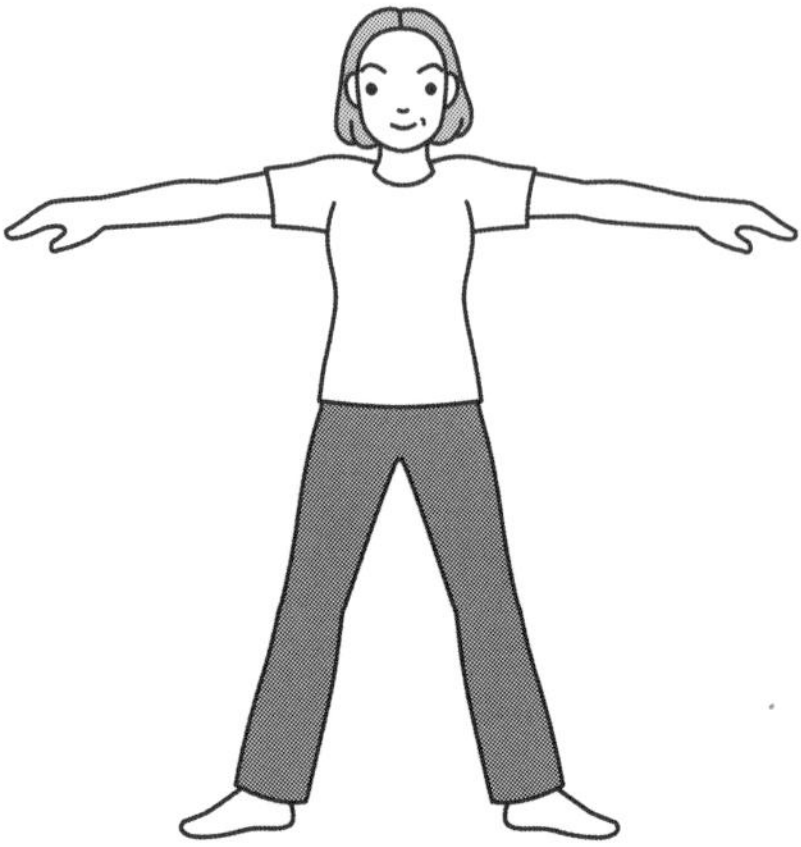

**2** その姿勢のまま、息を吸いながら、ゆっくりとひざを曲げて、無理のない範囲でできるだけ腰を落とす。背中が丸まらないように注意する。

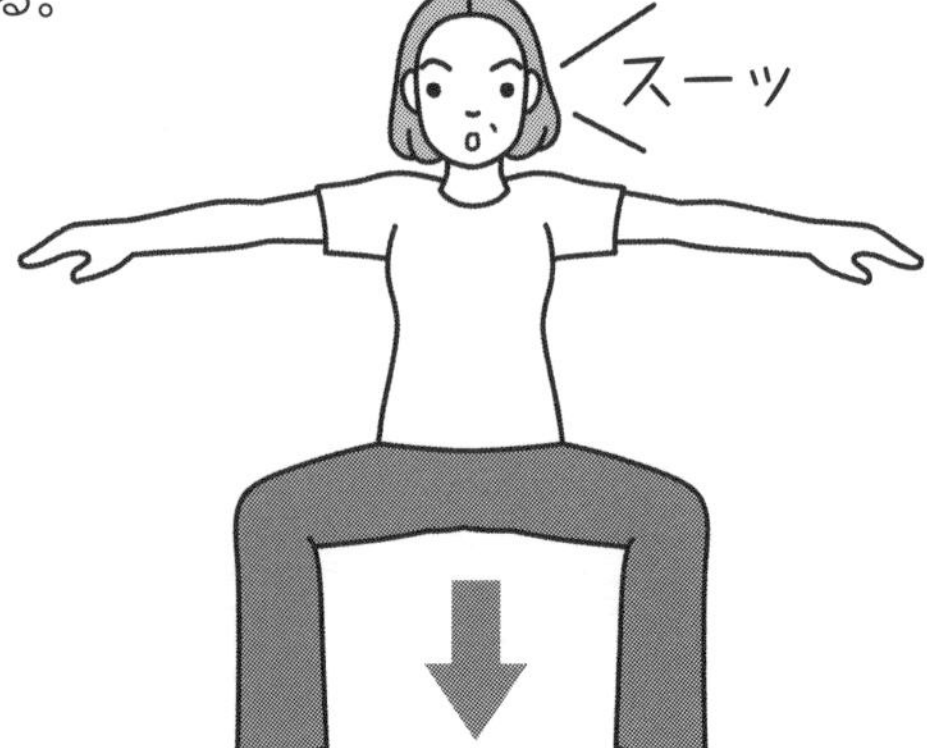

**3** 息を吐きながら、ゆっくりと腰を上げて、元の位置に戻る。②～③を 10 回くり返す。

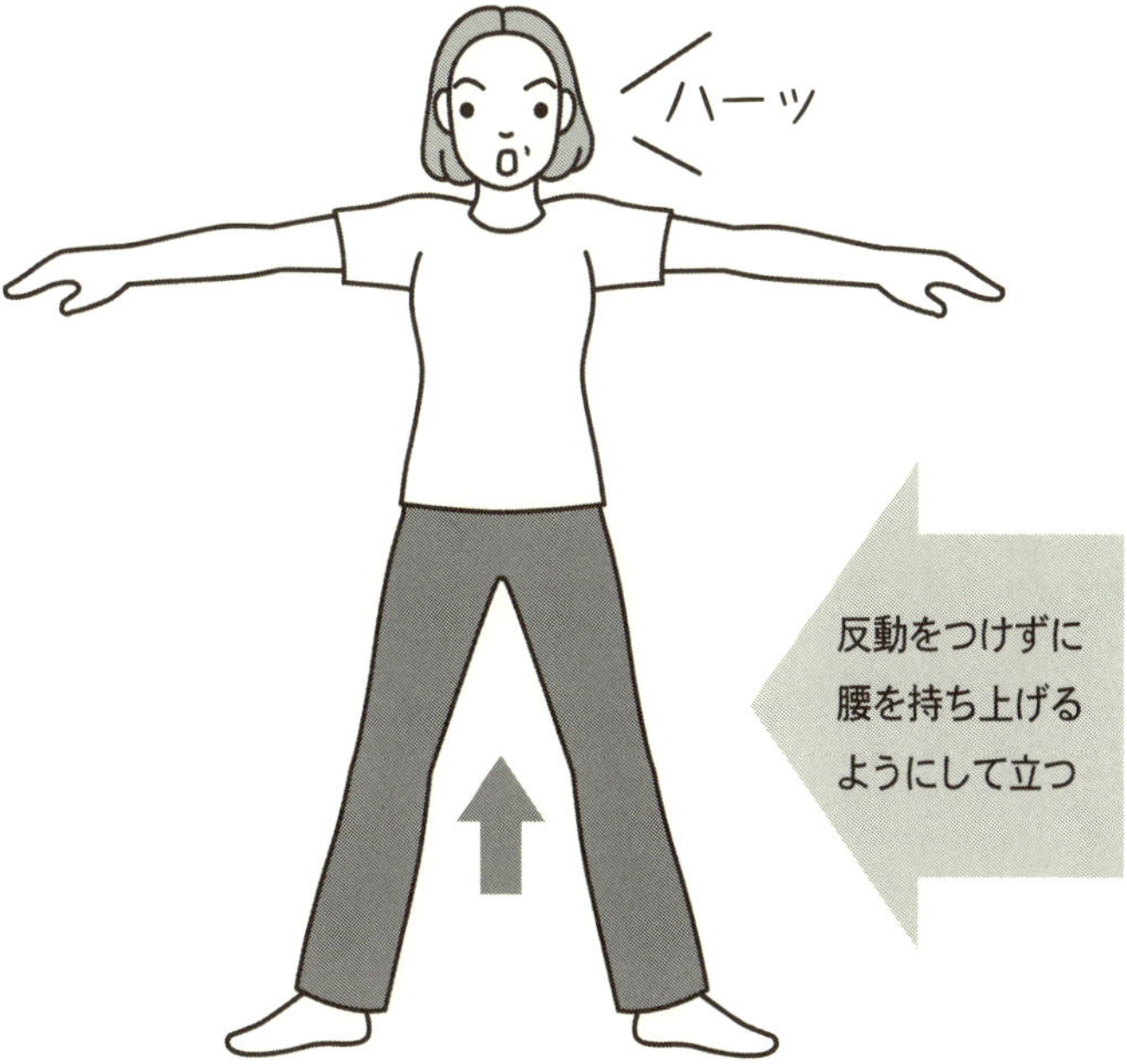
ハーッ
反動をつけずに
腰を持ち上げる
ようにして立つ

# 肩の筋肉運動

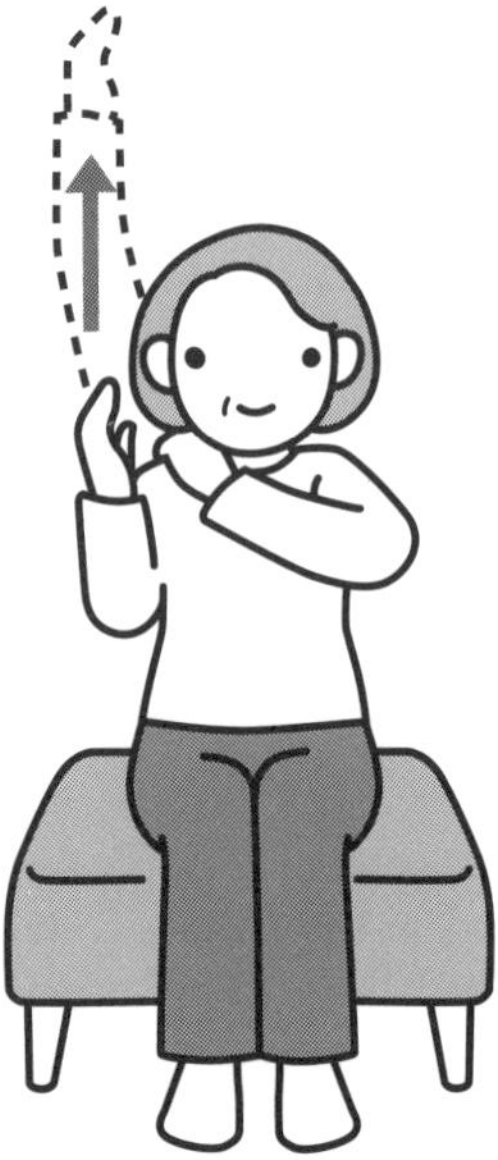

**1** 左手を右肩の付け根あたりに置き、右の手のひらを内側に向けたまま、まっすぐ上に腕を伸ばす。

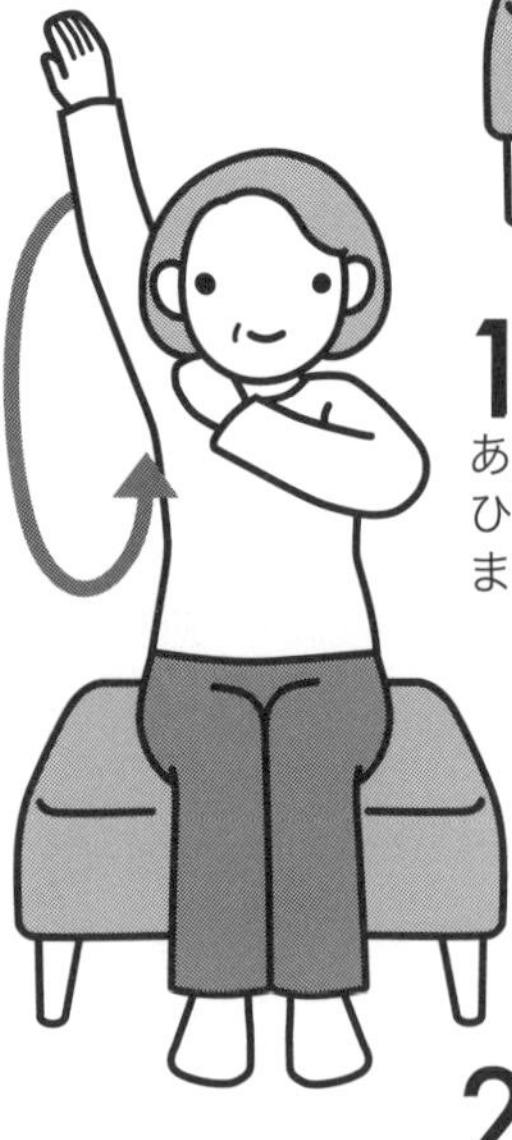

**2** 手のひらが外側を向くようにひねりながら、なるべく腕が後ろにくるように回転させる。

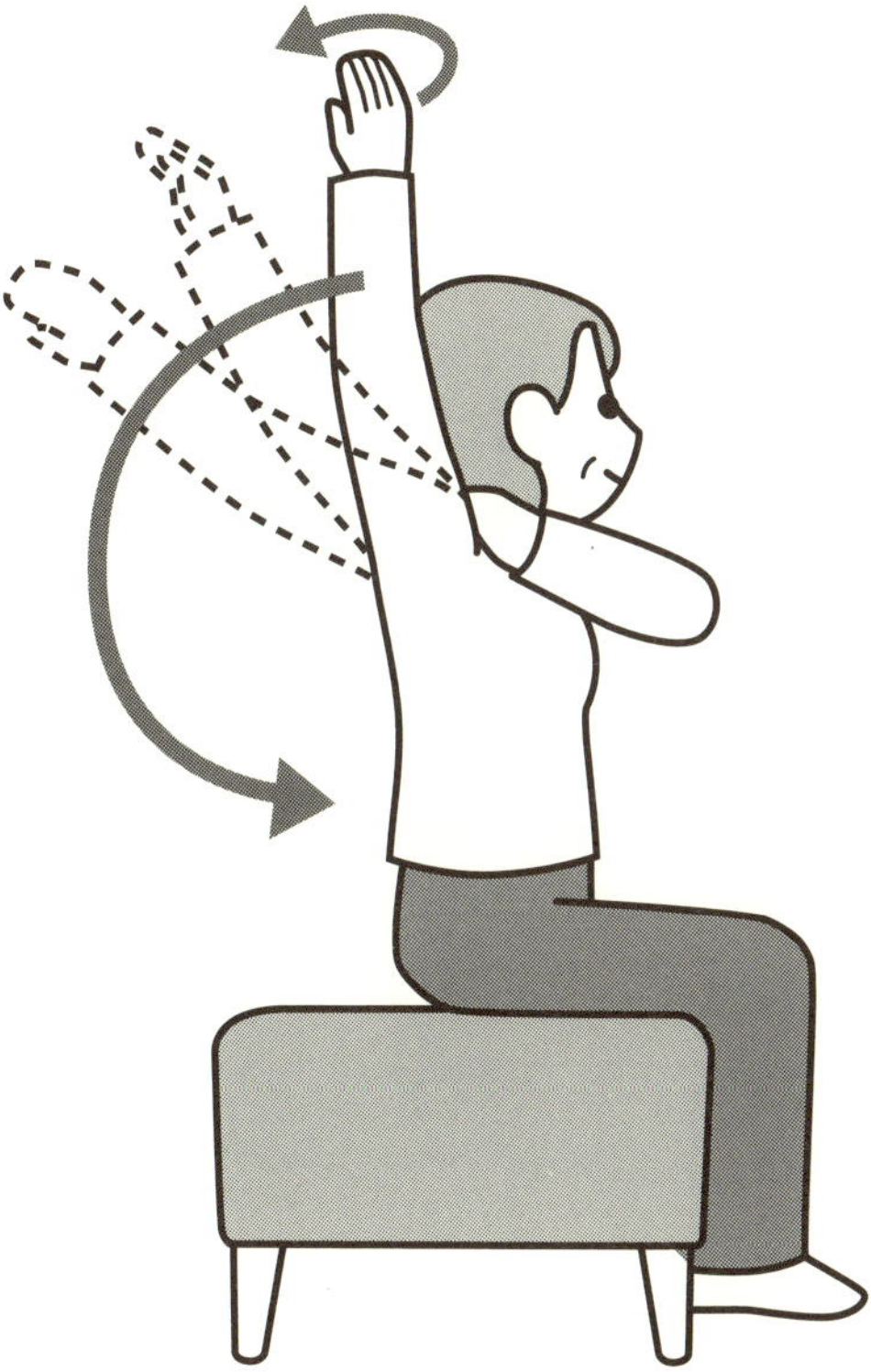

横から見るとわかりやすい。後ろにできるだけ大きく腕を回転させるのがコツ。右腕を5回ほど回転させたら、次は同じように左腕を回転させる。

# ロボット背伸ばし体操

肩と背中を伸ばす。

1 足を肩幅に開く。つま先は前に向ける。

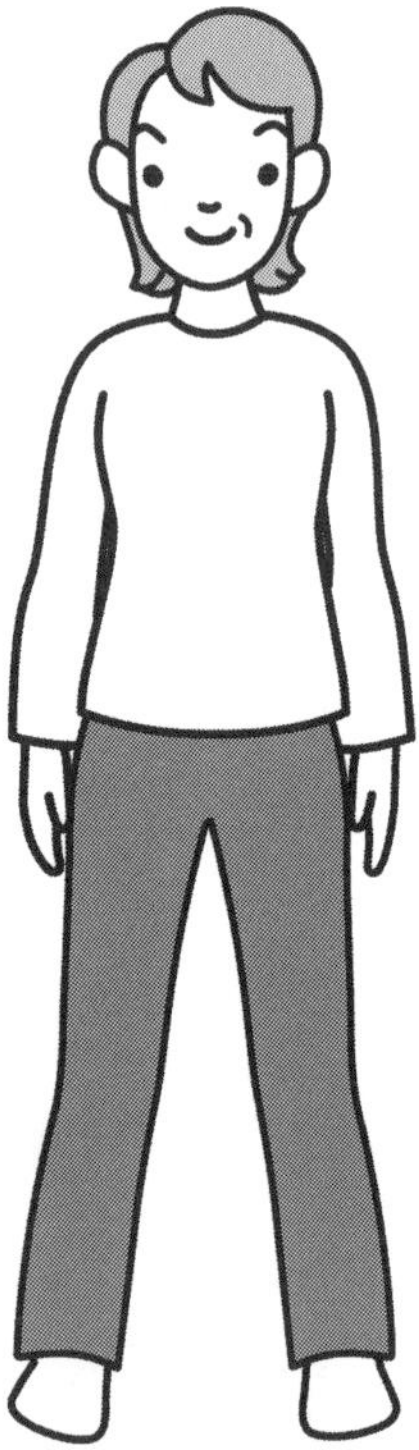

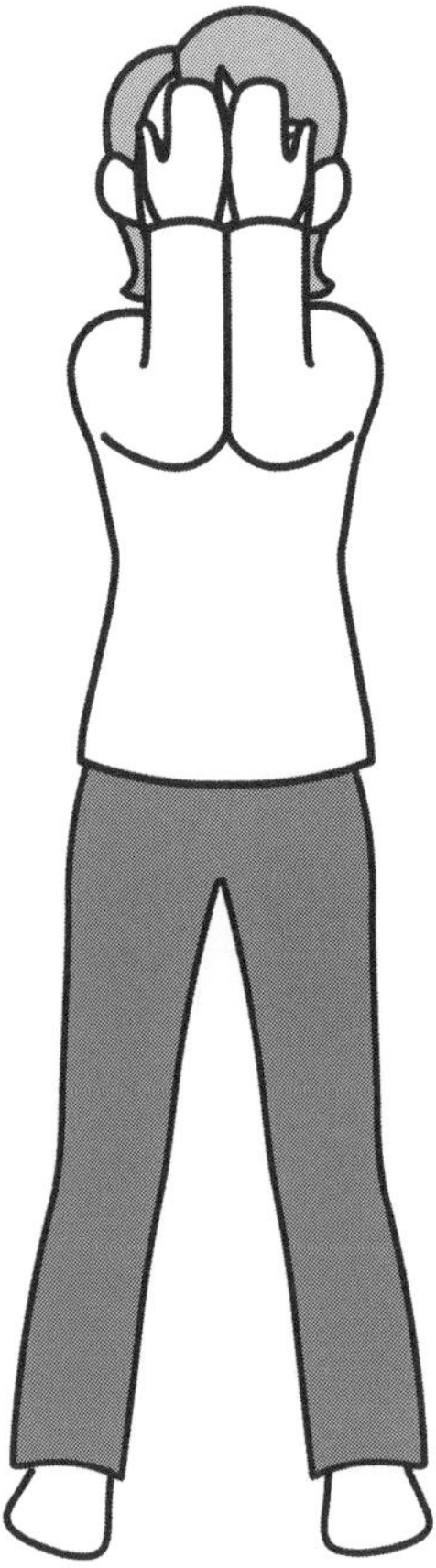

2 肘を曲げて両腕を立て顔の前まで持ち上げる。手のひらは顔側に向ける。

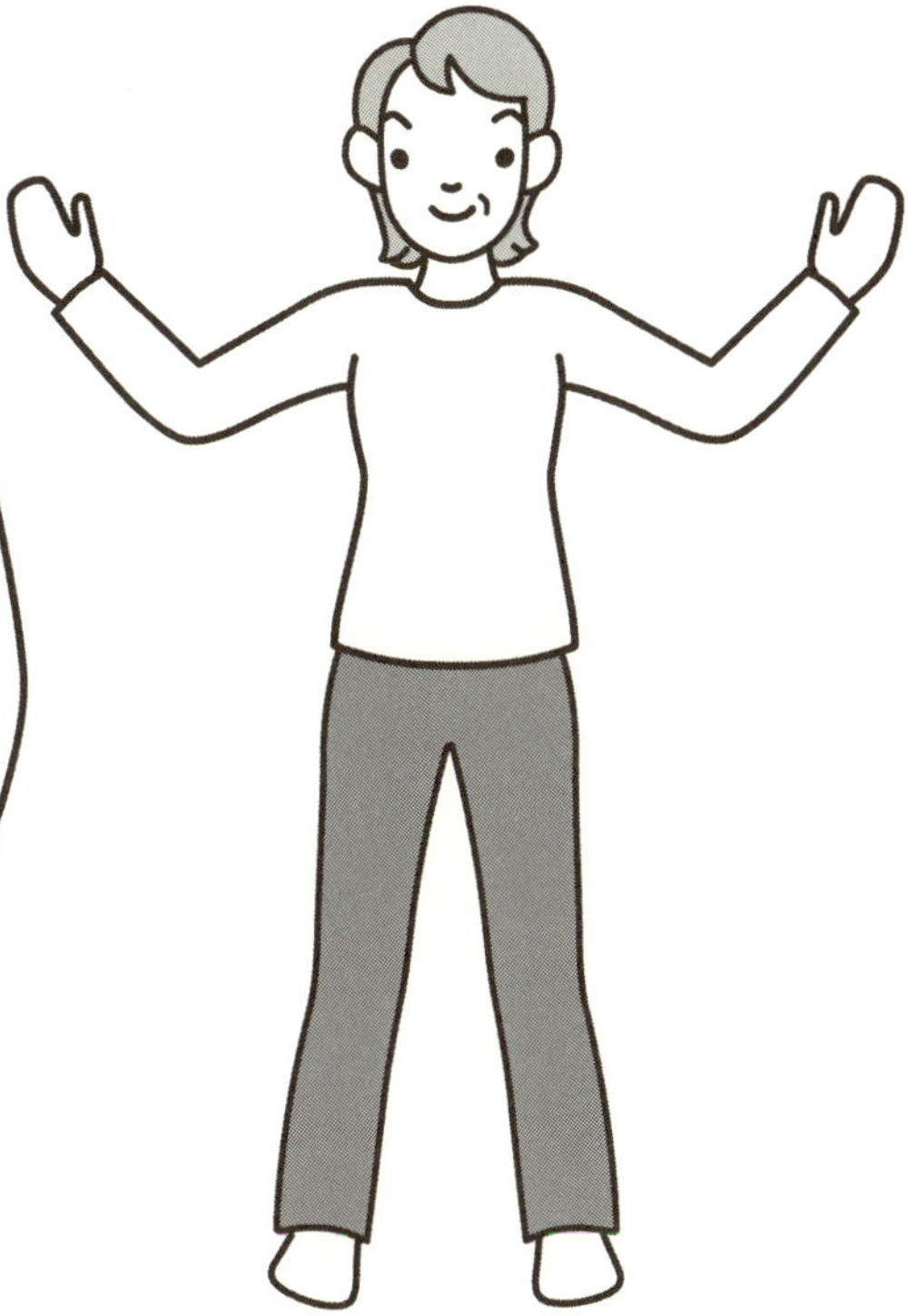

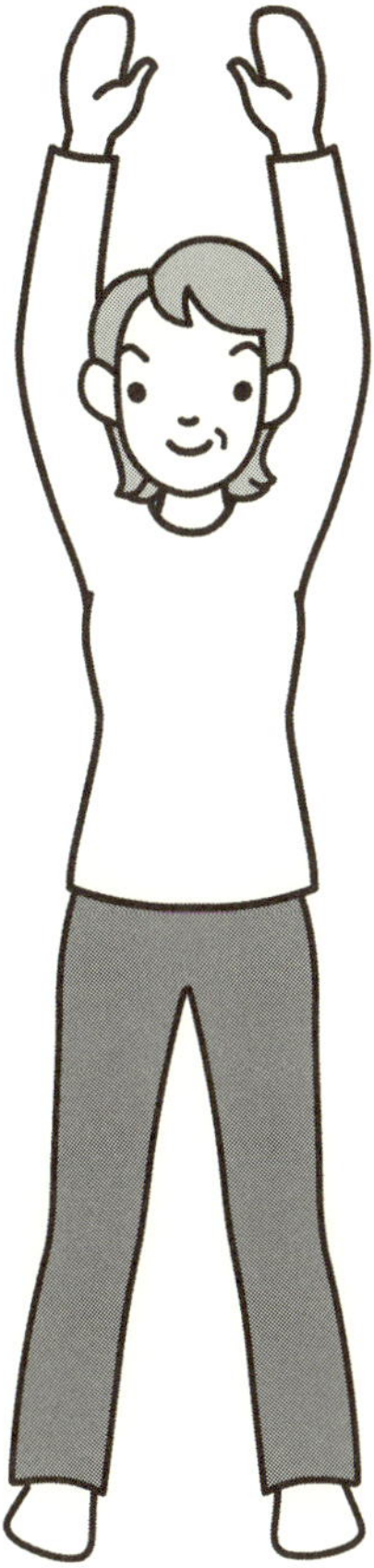

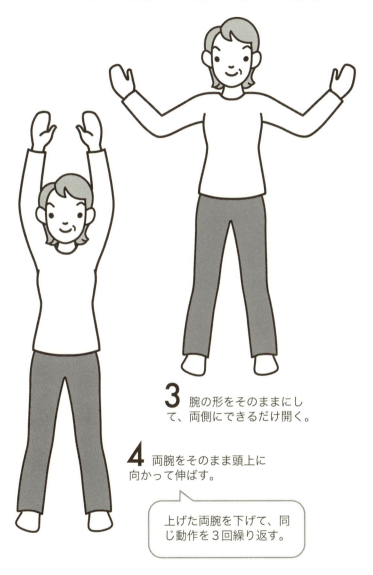

**3** 腕の形をそのままにして、両側にできるだけ開く。

**4** 両腕をそのまま頭上に向かって伸ばす。

上げた両腕を下げて、同じ動作を３回繰り返す。

# YIA体操

背中や腰の骨や筋肉のバランスを正して骨を調整する体操。縮こまった体をグーンと思いっきり伸ばそう。

**1** 肩幅に足を開いて、背筋を伸ばして立つ。

**2** 両手を頭の上に上げ、斜め上に向けて伸ばす。これが「Y」。

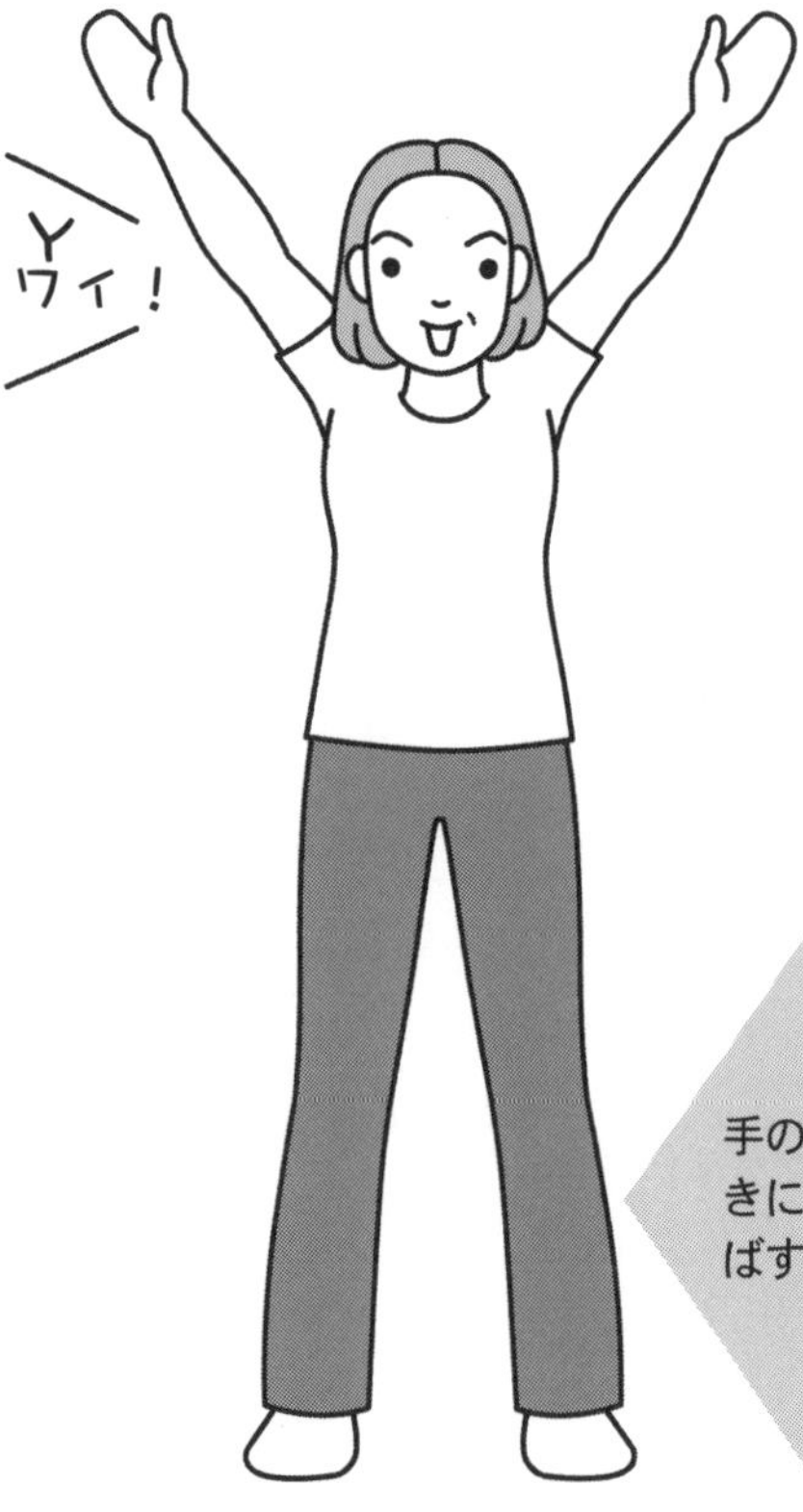


手のひらは内向きに。指先は伸ばす

**3** 両腕を耳に沿うように、真上へまっすぐに伸ばす。これが「I」。

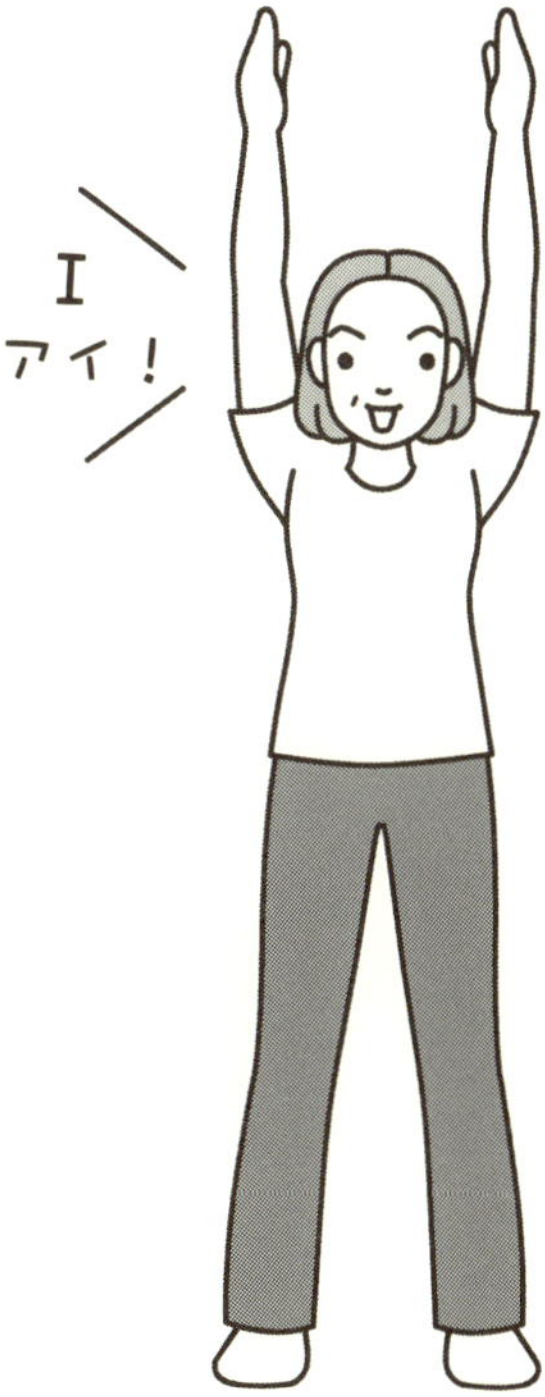


**4** 両手の指先を合わせ、できるだけ上に伸ばす。同時に背伸びをし、体全体をグーンと伸ばす。これが「A」。「YIA」を1セットとして、10回繰り返す。

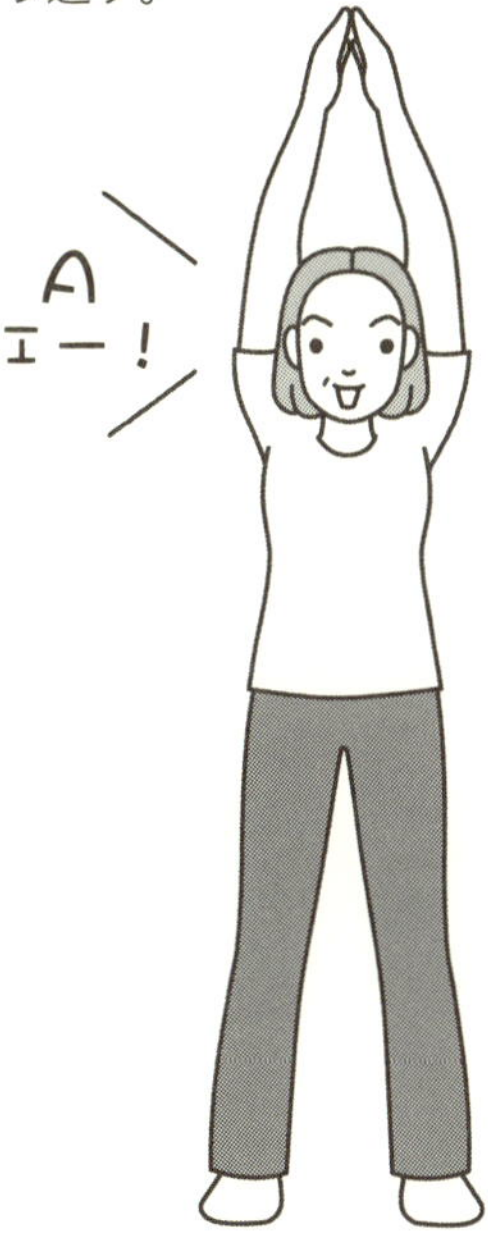

# 背伸ばしドローイン

ドローインという呼吸法を取り入れた体操。お腹の引き締め効果もある。

**1** まっすぐに立つ。肩の力は抜いて、肛門はキュッと締める。

**2** 息を吸いながらお腹をへこませ、つま先立ちになる。その姿勢のまま10秒間。

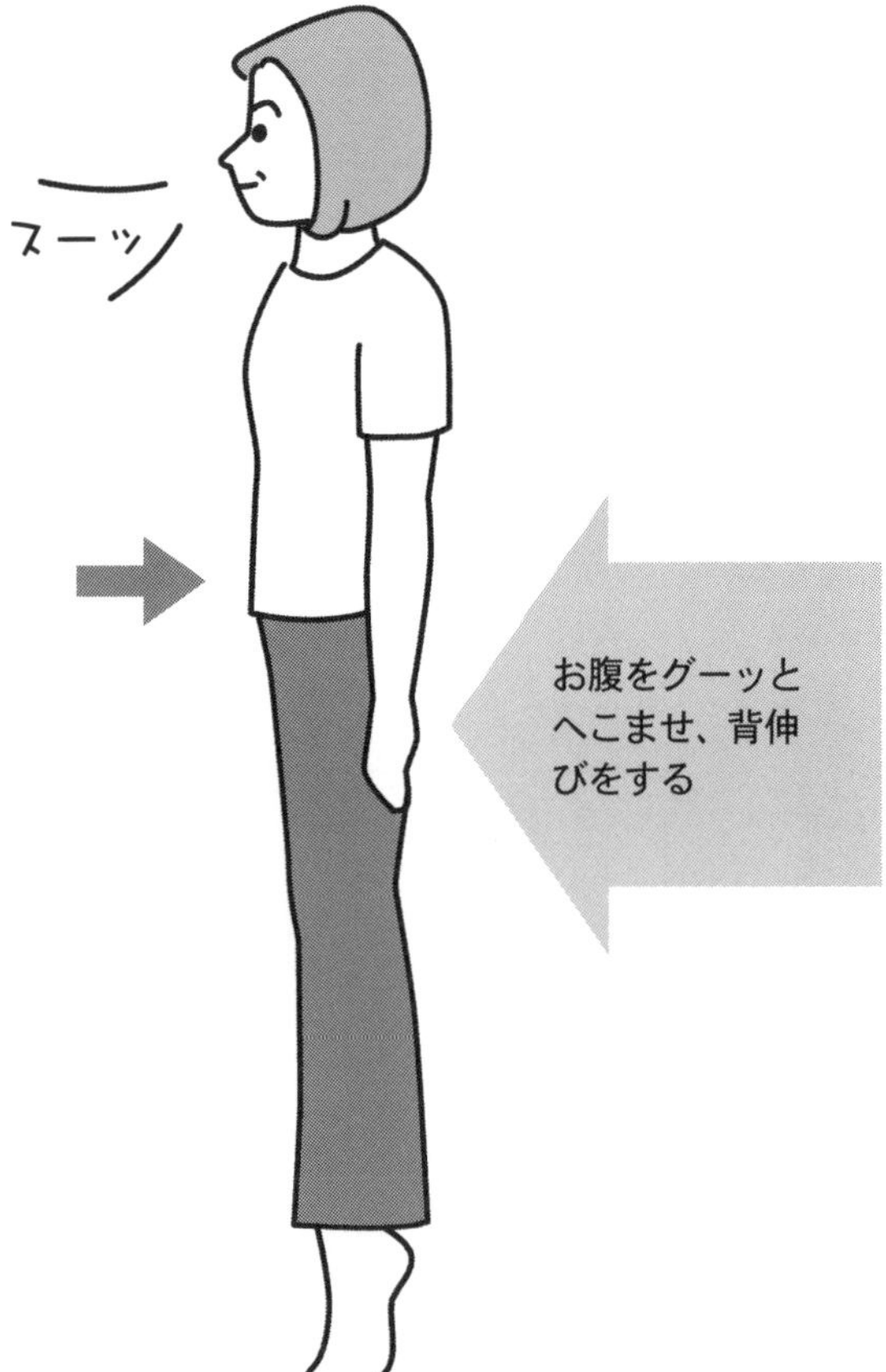
スーッ
お腹をグーッとへこませ、背伸びをする

**3** ゆっくりと息を吐きながら、かかとを下ろす。ここまで3回くり返す。

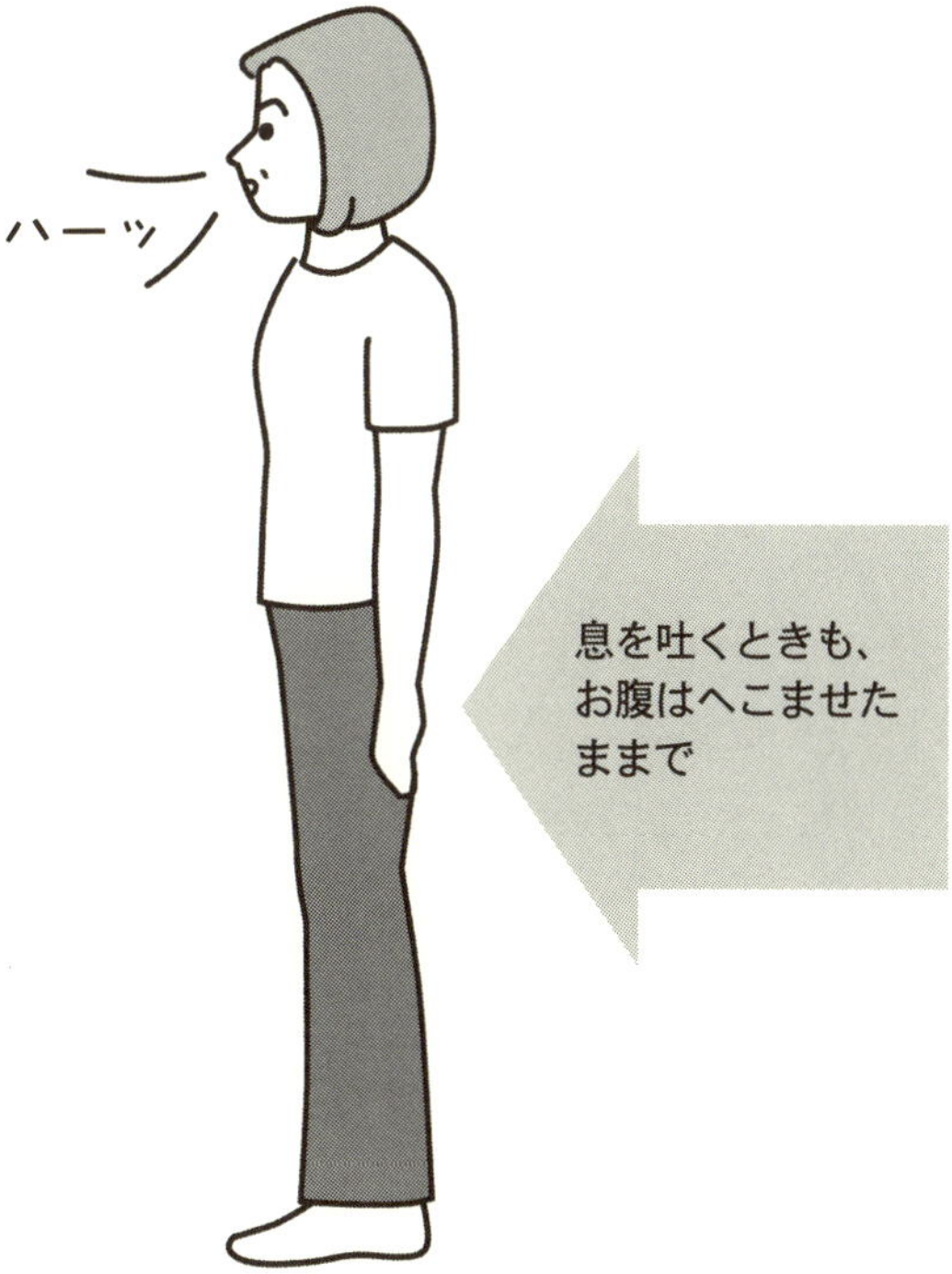
ハーッ
息を吐くときも、
お腹はへこませた
ままで

# 腕だけフラメンコ体操

体側と肩、背中を伸ばす。

**1** 足を肩幅に開く。
つま先は前に向ける。

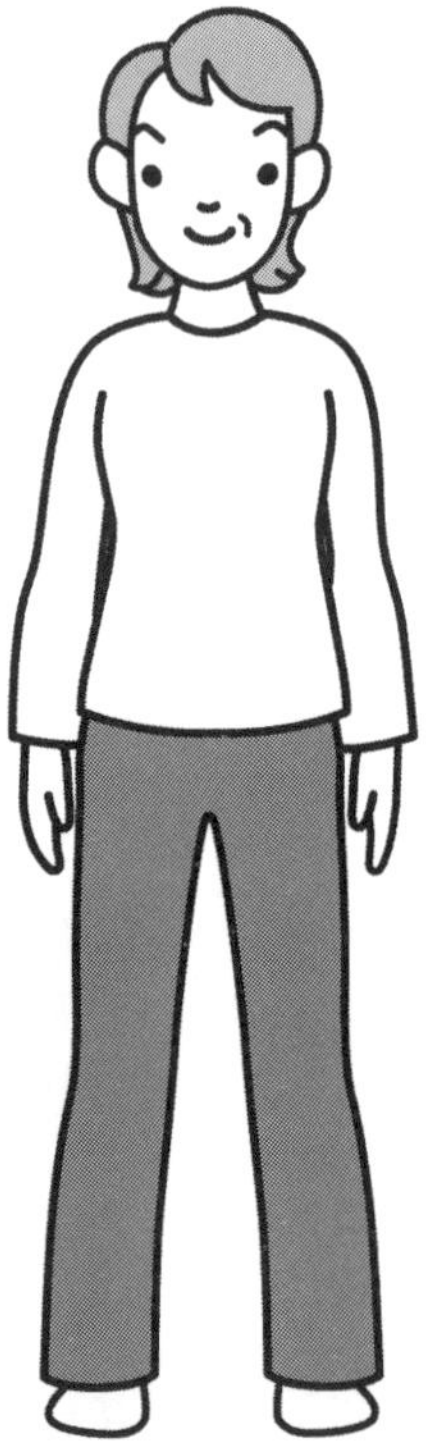

**2** 両腕を頭上に上げる。
手のひらは外に向け、手の甲同士をタッチする。

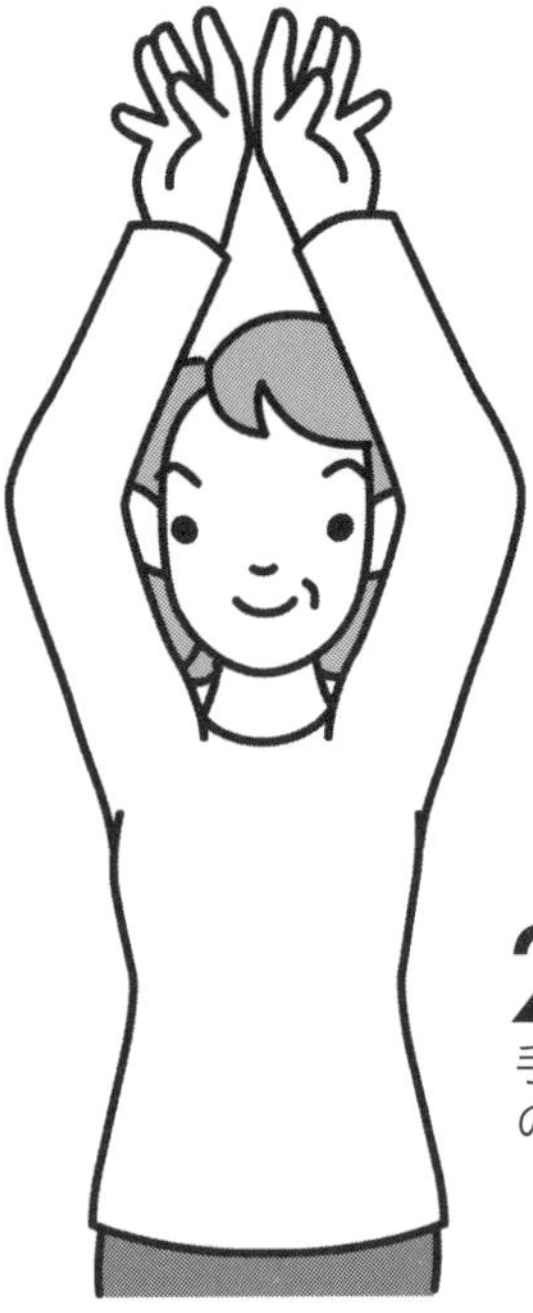

※両腕を下ろし、再び同じ動作を行なう。
全部で３回繰り返す。

# 前腕筋運動

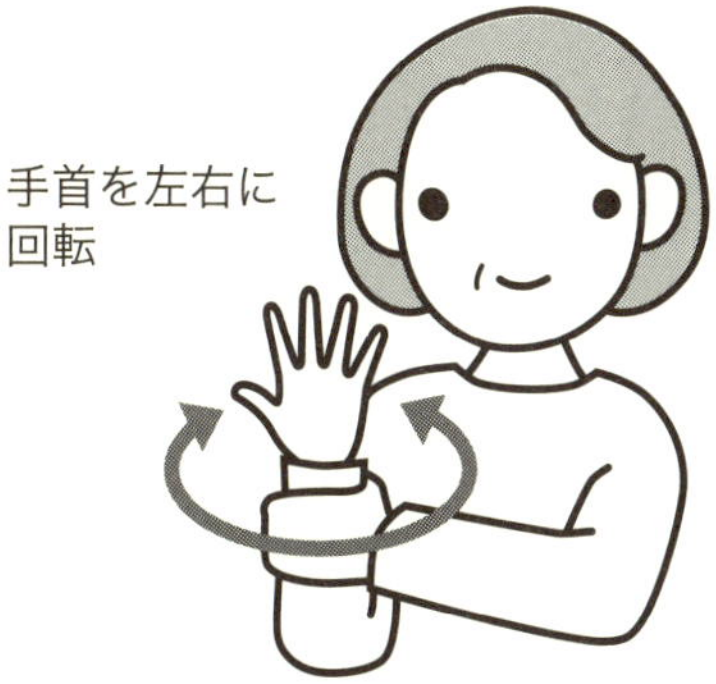


まず、右手の手のひらを手前に向けるように立て、前腕部を左手で軽く握る。この状態から下図にあるように右手を手前に寝かせるようにしながら10回くらい回転させる。次は両手を逆にして同じく左手首を10回くらい回転させる。

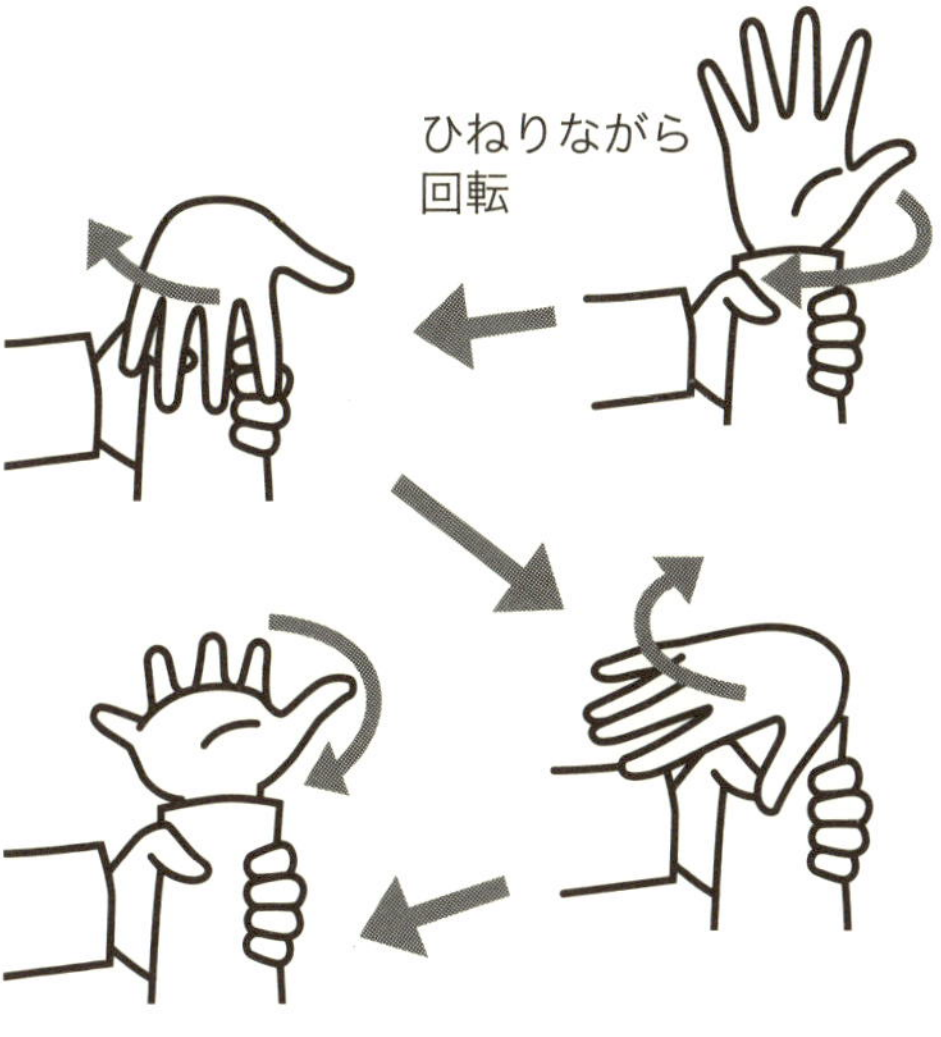

# 上腕筋運動

**1** 握った右手を上にして肘を曲げ、左手で軽く右腕の上腕を押さえておく。この状態で、右腕の前腕を内まわりに10回ほど回転させる。次は同じようにして左前腕を 10 回ほど回転させる。

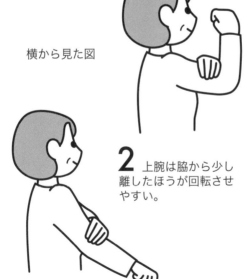

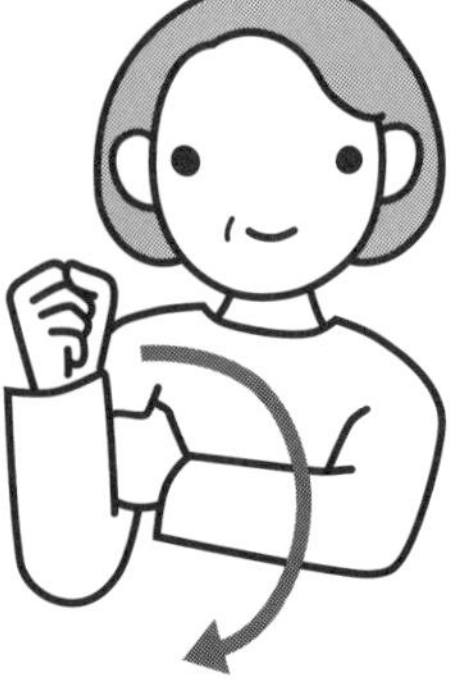

横から見た図

**2** 上腕は脇から少し離したほうが回転させやすい。

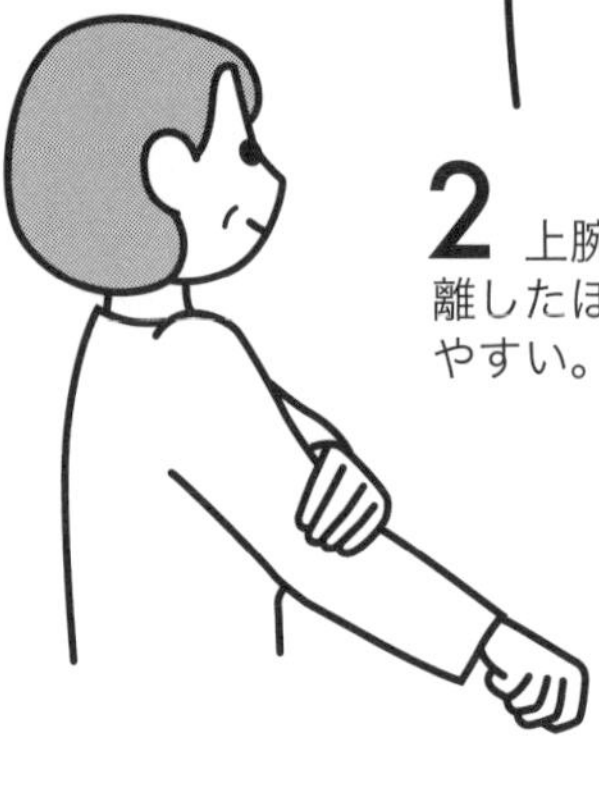

# イチロー体操

股関節を伸ばす。

**1** 脚を肩幅より少し広めに開いて立つ。足先を外側に向け、両脚を「八」の字にする。

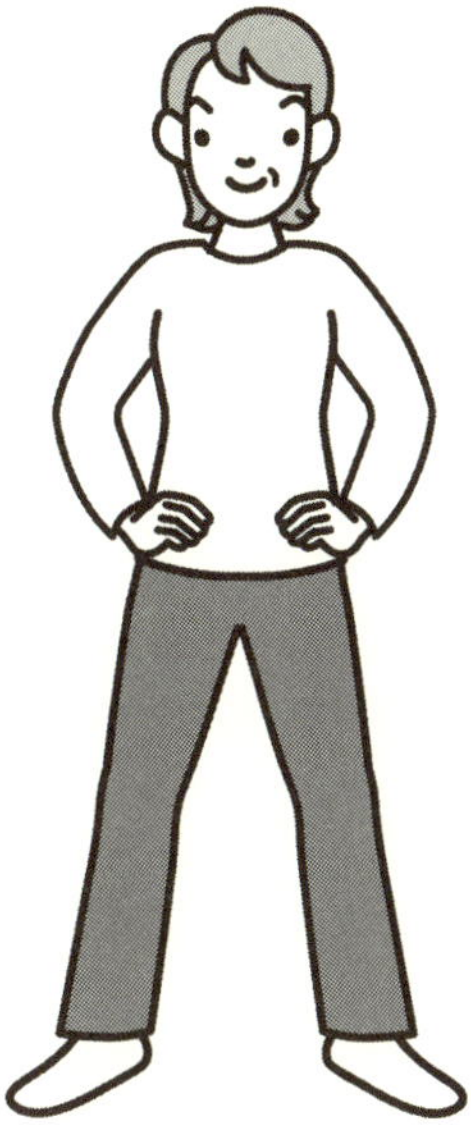

**2** 両ひざに両手を当ててひざを曲げる。上体はまっすぐにしておく。

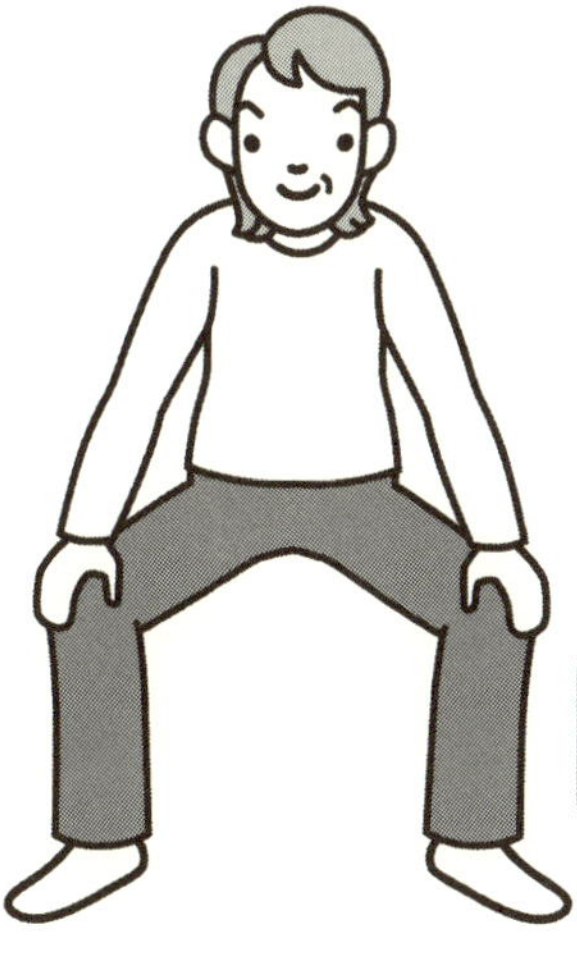

腰を落としていき、落としきった姿勢で３秒維持する。

※元の姿勢に戻し、同じ動作を３回繰り返す。

# ブルブルこんにゃく体操

**1** 足は肩幅程度に開き、背筋を伸ばして立つ。手は自然に下ろす。

**2** 大きく息を吸ってから、「フーッ」と吐きながら体の力を抜く。それから鼻から息を吸う。

**3** その息を「フーッ」と口から吐きながら、全身をブルブル震わせる。30 秒間以上。

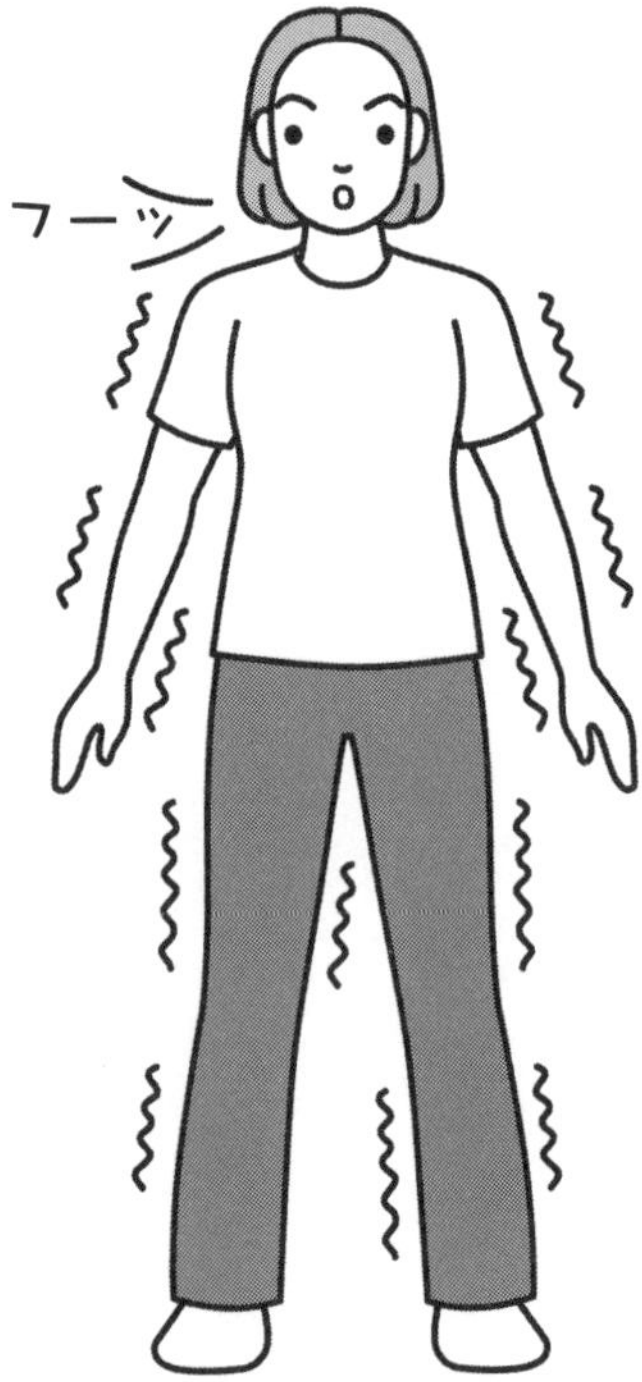

## 〈 応用編 〉

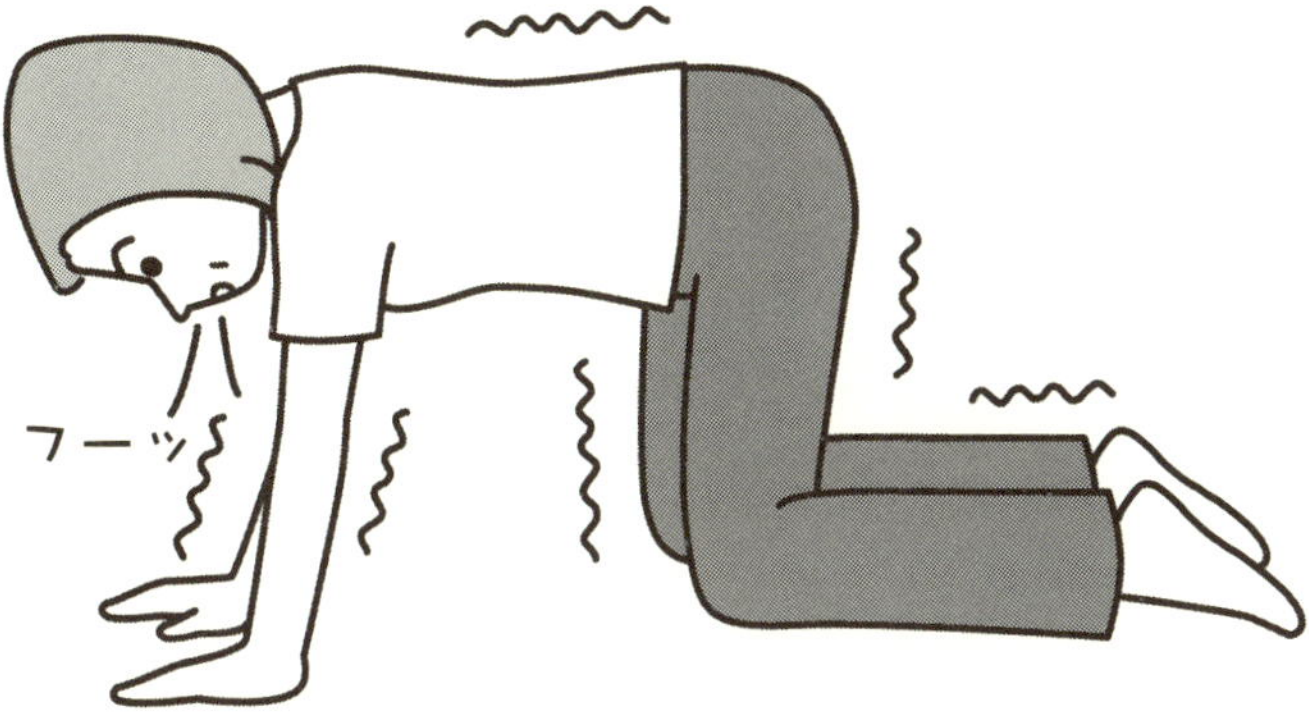


床に両手、両ひざをついて四つんばいになる。鼻から大きく息を吸ったら、口から「フーッ」と吐いて脱力。再び鼻から息を吸い、口からゆっくり吐きながら、全身をブルブル震わせる。30 秒間以上。

**ポイント**

固くなった背中や腰の骨や筋肉が、振動によってゆるゆるとほぐれていくのを想像しながら行ないます。こんにゃくになった気分（！）で、全身を思いっきりブルブル。全身で気持ちよさを感じてください。リラックス効果が高いので、夜、眠る前に実践するとぐっすり安眠できるでしょう。

# グランドスイミング

**1** 床に仰向けになる。
両腕を頭上に伸ばす。

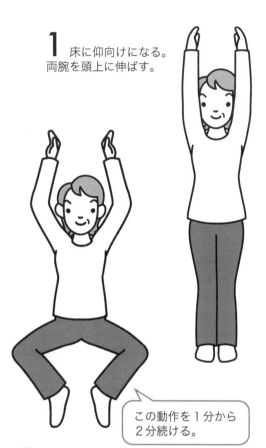

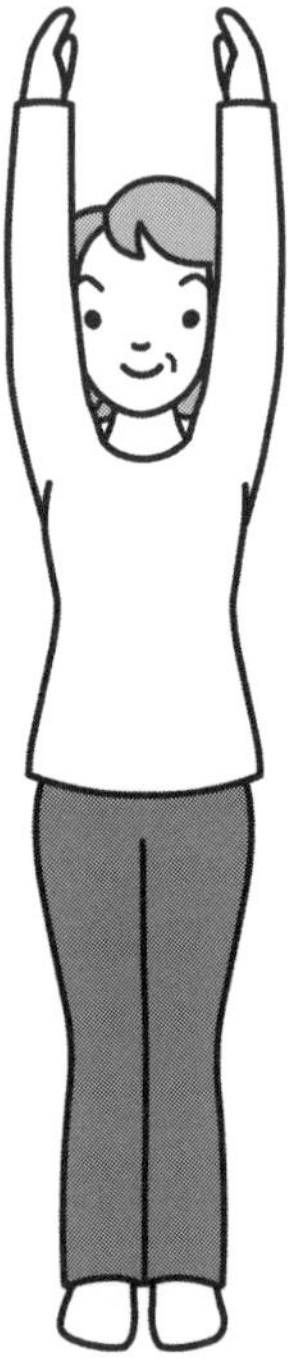

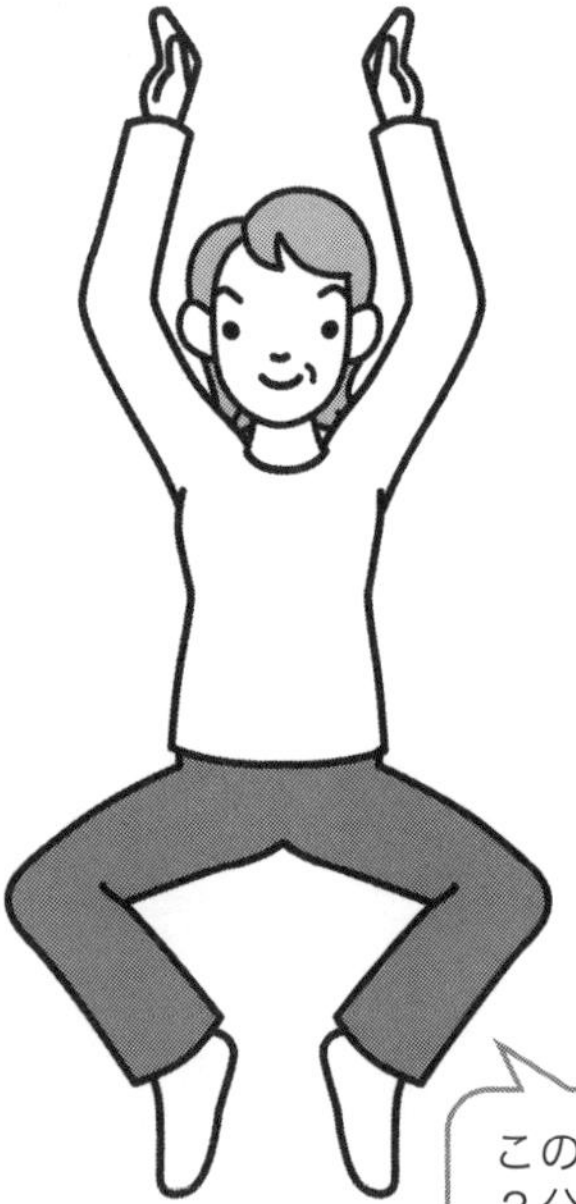

この動作を１分から
２分続ける。

**2** カエルが泳ぐイメージで、両肘を曲げて頭上に弧を描くようにして回旋させる。同時に、両ひざを軽く曲げて弧を描くように回旋させる。

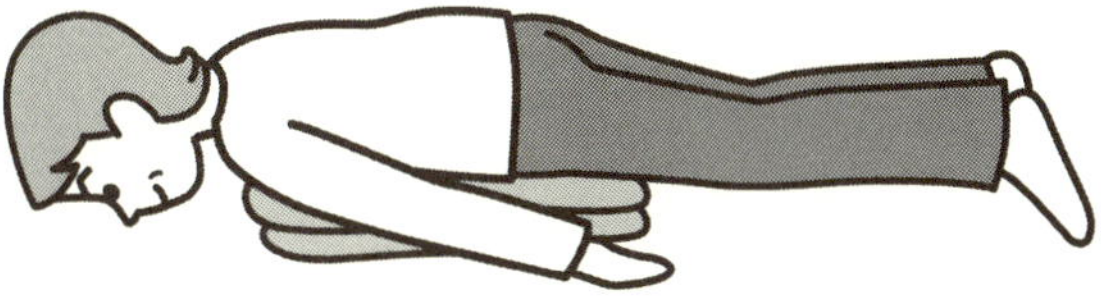

**1** 座布団を二つ折りにし、その上に腹ばいになる。

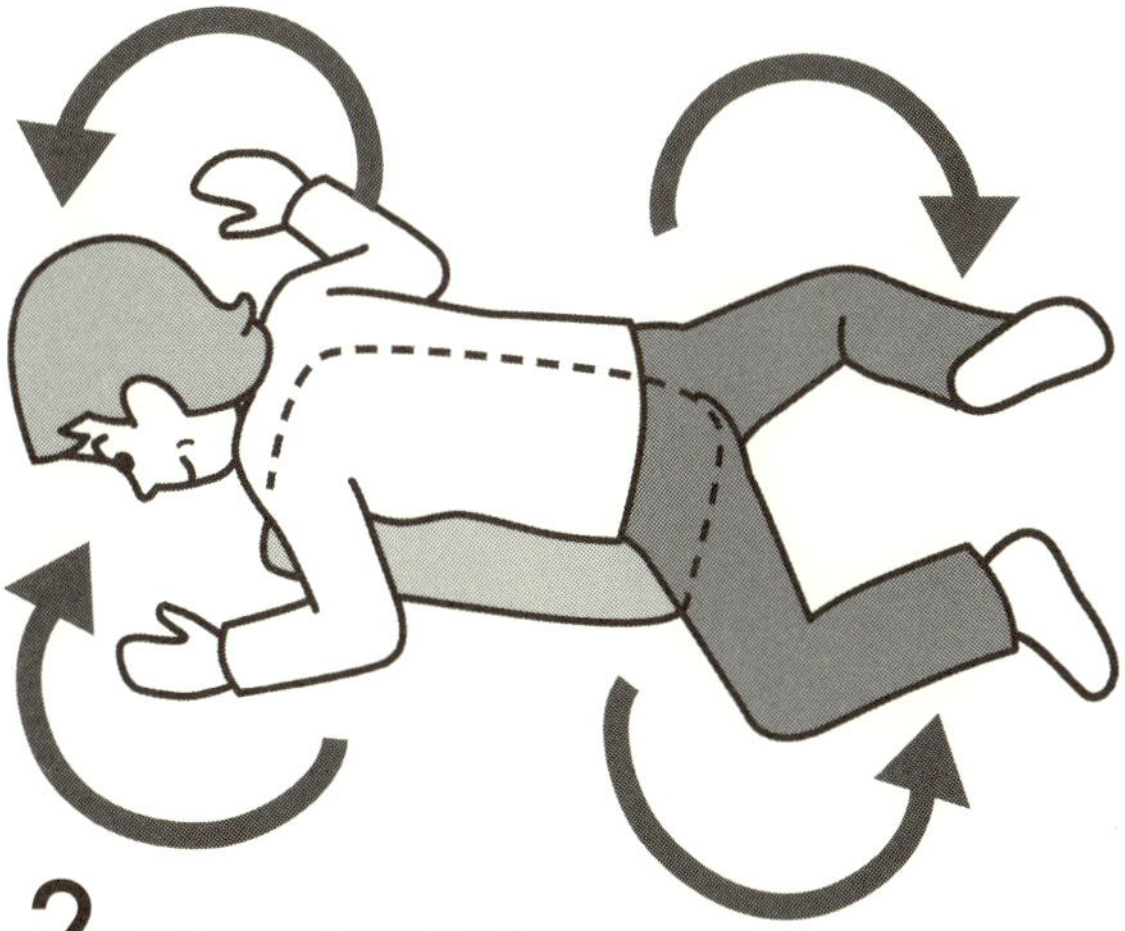

**2** 両腕、両脚を「仰向けカエル泳ぎ」と同じに回旋させる。

この動作を１分から２分続ける。

# ブルース・リー運動

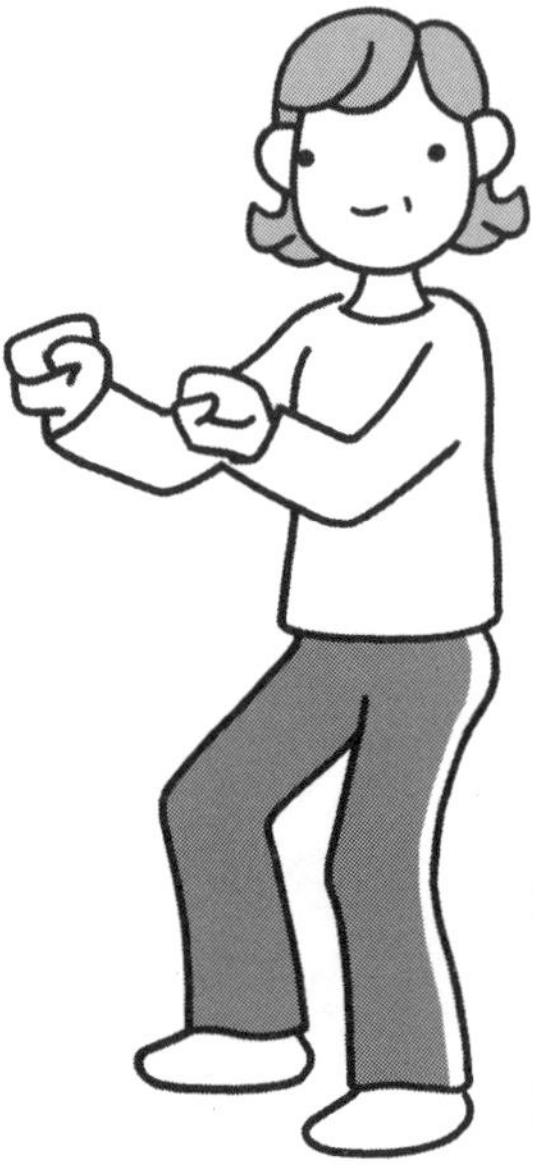

**1** 足を肩幅に広げて立ち、膝は軽く曲げる。両手を前に向けて広げ「前ならえ」をするように腕を伸ばす。肘は軽く曲がっているくらいでよい。

**2** この姿勢で握りこぶしをつくり、10秒間くらい息を吐きながら、両手が震えるほど力を入れ続ける。

**3** 1と2の動作を5、6回くり返す。

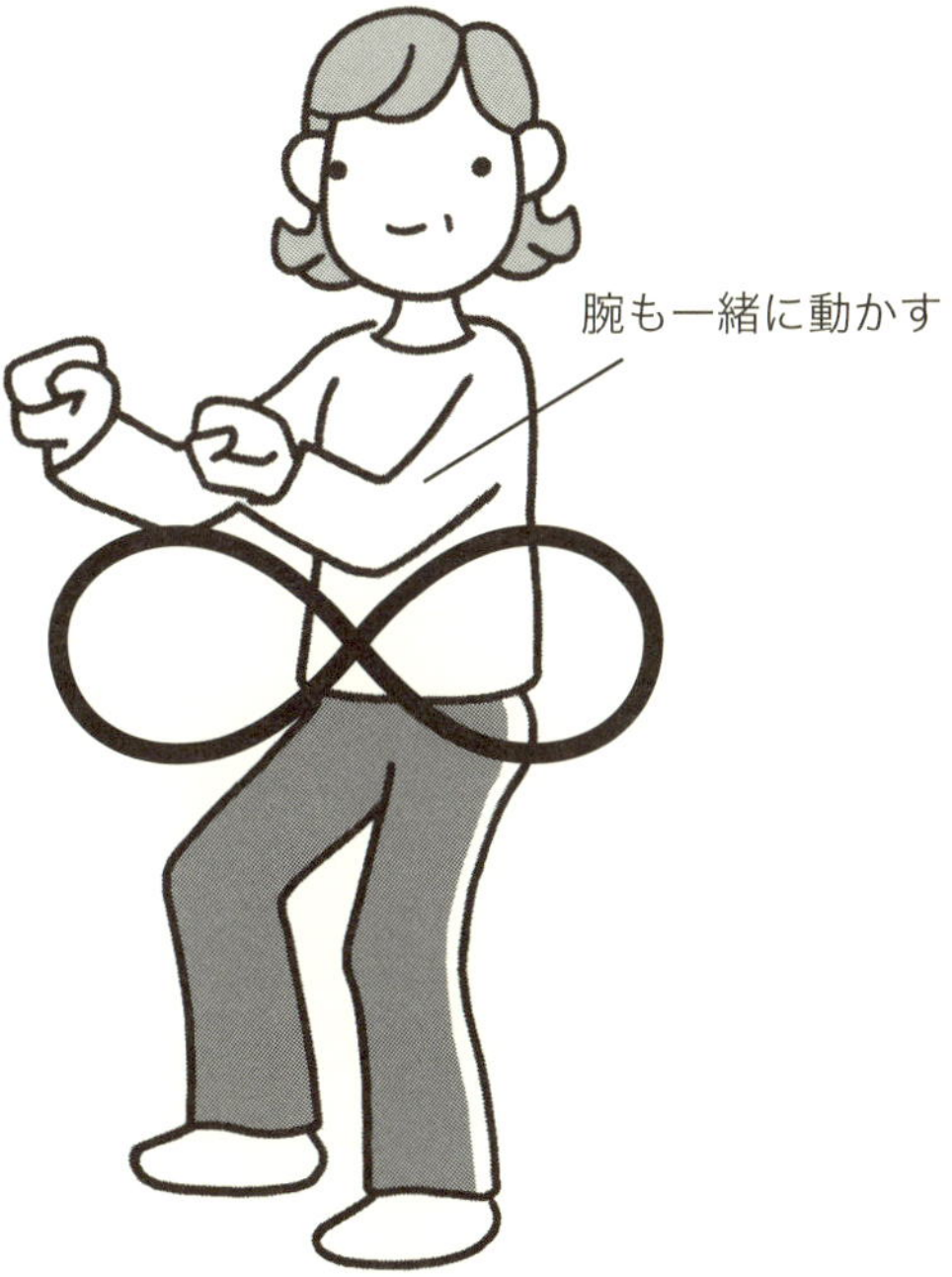


**4** １の姿勢に戻って、今度は腰を横８の字を描くようにゆっくり回す。このとき、腕も腰の動きに合わせて水平に８の字を描くようにゆっくり動かす。
この動作を腹式呼吸（３秒間で鼻から吸って９秒以上をかけて口から吐く）をしながら５、６回行なう。

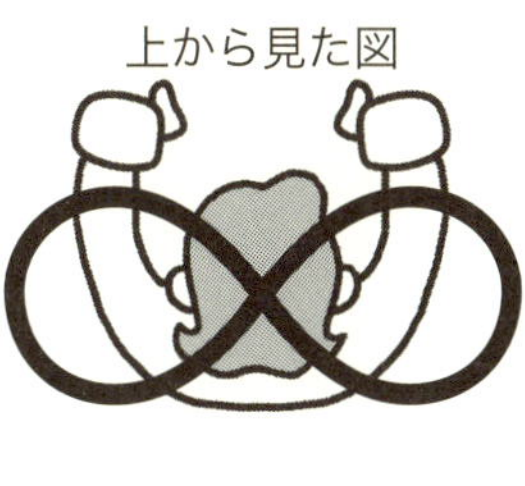

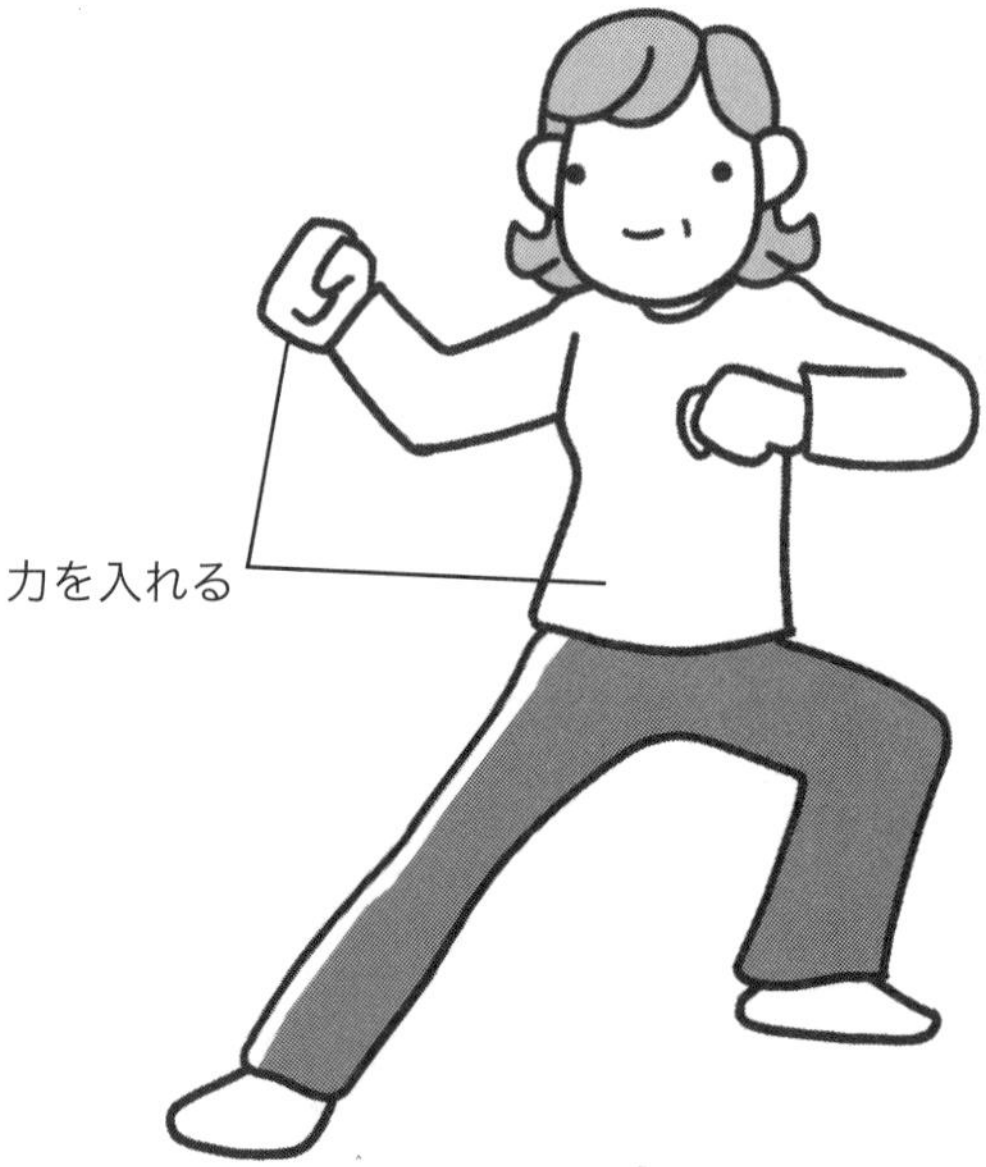


**5** 次に両足、両腕を広げて構える。

**6** ブルース・リーになったつもりで、腹部や腕に力を入れ、両手でこぶしをつくる。両腕を交互に相手をつくように動かしたり、肘でついたりする。

ポイント
すり足で細かく前後に移動すると、さらにブルース・リーっぽくなる。

60歳からの筋力づくり　体にホントにいいのはどっち?

2017年1月12日　第1刷発行

著　者——周東 寛

発行人——山崎　優

発行所——コスモ21
〒171-0021　東京都豊島区西池袋2-39-6-8F
☎03 (3988) 3911
FAX03 (3988) 7062
URL http://www.cos21.com/

印刷・製本——中央精版印刷株式会社


定価はカバーに表示してあります。

ISBN978-4-87795-346-1 C0030